PAIS DESNECESSÁRIOS
FILHOS INDEPENDENTES

Lina Valléria

PAIS DESNECESSÁRIOS
FILHOS INDEPENDENTES

Por que ser desnecessário para seus filhos é a melhor decisão que você pode tomar por eles

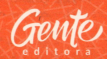

Diretora
Rosely Boschini

Gerente Editorial Sênior
Rosângela de Araujo Pinheiro Barbosa

Editora Pleno
Rafaella Carrilho

Assistentes Editoriais
Camila Gabarrão
Mariá Moritz Tomazoni

Produção Gráfica
Leandro Kulaif

Preparação
Elisabete Franczak Branco

Capa
Tacape Conteúdo e Comunicação

Montagem de Capa
Humberto Nunes

Projeto Gráfico
Márcia Matos
Gisele Baptista de Oliveira

Diagramação
Gisele Baptista de Oliveira

Revisão
Debora Capella
Flavia Carrara

Ilustrações p. 115 e p. 142
Plinio Ricca

Impressão
Edições Loyola

CARO(A) LEITOR(A),
Queremos saber sua opinião
sobre nossos livros.
Após a leitura, siga-nos no
linkedin.com/company/editora-gente,
no TikTok @editoragente
e no Instagram @editoragente,
e visite-nos no site
www.editoragente.com.br.
Cadastre-se e contribua com
sugestões, críticas ou elogios.

Copyright © 2025 by Lina Valléria
Todos os direitos desta edição
são reservados à Editora Gente.
Rua Dep. Lacerda Franco, 300 – Pinheiros
São Paulo, SP – CEP 05418-000
Telefone: (11) 3670-2500
Site: www.editoragente.com.br
E-mail: gente@editoragente.com.br

Dados Internacionais de Catalogação na Publicação (CIP)
Angélica Ilacqua CRB-8/7057

Valléria, Lina
    Pais desnecessários, filhos independentes : por que ser desnecessário
para seus filhos é a melhor decisão que você pode tomar por eles / Lina
Valléria. - São Paulo : Editora Gente, 2025.
    176 p.

ISBN 978-65-5544-595-4

1. Desenvolvimento pessoal 2. Parentalidade 3. Pais e filhos I. Título

---

25-0970   CDD 158.1

Índices para catálogo sistemático:
1. Desenvolvimento pessoal

Nota da Publisher

Vivemos em uma era em que os desafios da educação parental são cada vez mais complexos. Em um mundo hiperconectado, pais e mães muitas vezes se veem divididos entre proteger e preparar seus filhos para a vida adulta. Como garantir que nossos filhos cresçam autônomos, confiantes e responsáveis, sem que fiquem excessivamente dependentes de nossa supervisão?

Foi exatamente essa reflexão que me conquistou quando conheci o projeto deste livro. *Pais desnecessários, filhos independentes* é uma obra que traz uma abordagem inovadora e necessária: o papel dos pais não é estar presente em todos os momentos e decisões, mas sim preparar os filhos para caminhar com as próprias pernas.

Lina Valléria, com sua vasta experiência como facilitadora do Empretec, um dos mais renomados programas de desenvolvimento empreendedor do mundo, traz uma perspectiva única. Ela não apenas viveu essa metodologia no universo empresarial, impactando milhares de pessoas, mas soube aplicá-la na sua própria casa, criando filhos que desde cedo desenvolveram independência, senso de responsabilidade e autoconfiança. Este é um grande diferencial deste livro: o método foi testado na prática, validado por famílias reais, e agora está ao seu alcance.

Ao longo destas páginas, você encontrará reflexões profundas sobre o impacto da superproteção na vida dos filhos e ferramentas aplicáveis para transformar sua abordagem na criação dos pequenos. Com exemplos reais, Lina mostra como pequenas mudanças na rotina familiar podem gerar resultados extraordinários no desenvolvimento dos filhos, formando adultos mais preparados para a vida.

Se você deseja criar filhos mais independentes, confiantes e protagonistas de suas próprias histórias, esta leitura é essencial. Aceite o convite para desafiar crenças, repensar sua forma de educar e embarcar nessa jornada de transformação. Afinal, ser um pai ou uma mãe "desnecessário" pode ser o maior presente que você dará aos seus filhos.

Boa leitura!

ROSELY BOSCHINI
CEO e Publisher da Editora Gente

Aos meus filhos, Bernardo e Rapha, que são
luzes na minha vida, minhas inspirações, e que
me desafiam a buscar sempre a minha melhor
versão. Ao meu marido e amor, Fred, cuja
parceria e cujo apoio são meu alicerce. Agradeço
a vocês três por transformarem a minha vida em
uma jornada extraordinária. Amo vocês!
E a todos os pais que, ao lerem este livro,
encontraram a coragem de transformar
ainda mais a vida de seus filhos.

Agradecimentos

Sou grata a muitas pessoas...
Aos meus filhos, Bernardo e Rapha, por serem a minha fonte constante de inspiração. Vocês são a razão de todas as minhas conquistas e desafios e compartilham comigo cada vitória. Ao meu marido, Fred, o amor da minha vida e meu grande apoiador desde sempre. O seu apoio e estímulo são fundamentais para tudo o que faço, além de serem cruciais na transmissão de seus valores e pontos fortes para a vida dos nossos filhos. É muito bom viver a vida com vocês, sou eternamente grata a Deus por isso!

Agradeço especialmente aos meus pais, Laura e Geraldo Antônio, que tanto contribuíram para a minha jornada, me incentivando e apoiando as minhas decisões – isso fez e continua fazendo toda a diferença. E também por serem avós tão amorosos e dedicados aos meus filhos! Muito obrigada. Amo vocês!

A Carla Canuto, minha grande amiga e uma mãe maravilhosa, que acreditou na minha metodologia desde que era apenas um teste, participando de todo o processo e oferecendo contribuições e feedbacks valiosos.

A Fabiana Pinho, por seu apoio e sua confiança neste projeto desde o início, e a tantas outras pessoas que contribuíram para o meu programa de alguma forma.

Minha gratidão a Rosely Boschini, Rafaella Carrilho e a toda a equipe da Editora Gente, por enxergarem a diferença que esta metodologia pode fazer na vida de muitos pais e embarcarem comigo nesta jornada maravilhosa. É uma honra fazer parte dessa editora tão renomada e inspiradora. Um agradecimento especial a Franciane Batagin, que me auxiliou na organização das minhas ideias.

Por último, mas não menos importante, agradeço a todos os pais que participaram das minhas palestras, mentorias e imersões. Vocês são pais maravilhosos e acreditaram neste processo valioso, compartilhando as suas angústias e vitórias comigo.

Este é o meu grande presente!

Sumário

Apresentação DE FABIANA PINHO 12

Prefácio DE CAITO MAIA 15

Introdução INDEPENDÊNCIA SE ENSINA DESDE CEDO 18

CAPÍTULO 1 O preço da dependência, da superproteção e do controle excessivo 36

CAPÍTULO 2 Educando no automático 50

CAPÍTULO 3 Seja desnecessário 62

CAPÍTULO 4 Olhe para dentro 70

CAPÍTULO 5 Conheça o perfil do seu filho 86

CAPÍTULO 6 As 6 competências empreendedoras 96

CAPÍTULO 7 Pratique com constância e monitore 126

CAPÍTULO 8 Conecte-se com seu filho 144

CAPÍTULO 9 Feitos para voar 158

CAPÍTULO 10 Pais desnecessários, filhos independentes – e realizados, comprometidos, autônomos, proativos, autorresponsáveis e autoconfiantes 170

Apresentação
DE FABIANA PINHO

Ao longo dos vinte e dois anos em que atuo com desenvolvimento de projetos de educação para o empreendedorismo – em especial para o desenvolvimento de competências empreendedoras –, pude observar de perto quanto o conhecimento, a conscientização e a intencionalidade sobre esses comportamentos podem gerar transformações na vida das pessoas.

Em um mundo cada vez mais complexo e repleto de desafios, desenvolver a mentalidade e o espírito empreendedor promove uma grande diferença não somente nas relações profissionais, como também nas relações familiares, em especial entre pais e filhos. Por isso, estimular o comportamento empreendedor em crianças e adolescentes é mais do que uma opção: é uma necessidade. Até porque, se vivemos em um contexto de mudanças constantes no qual a inovação e a adaptação se tornaram habilidades essenciais, essas competências, quando desenvolvidas desde cedo, preparam os nossos filhos para enfrentar os desafios do futuro com confiança e criatividade.

É crucial, portanto, que pais, educadores e responsáveis integrem práticas que estimulem a autonomia, a curiosidade e a iniciativa em suas rotinas. Ao investirem no desenvolvimento do comportamento empreendedor nos filhos, eles estão não apenas preparando-os para o mercado de trabalho, mas também capacitando-os a se tornarem agentes de mudança das próprias vidas. E esse é um dos objetivos deste livro.

Pais desnecessários, filhos independentes é uma obra que convida à reflexão sobre o papel dos pais no desenvolvimento da autonomia e da independência dos filhos. Ao longo dos capítulos, Lina – que tive a grande alegria de conhecer há mais de vinte anos, quando iniciou sua atuação como facilitadora do Empretec – apresenta uma metodologia autoral e inspiradora que evidencia o impacto e a diferença de orientar e desenvolver nos filhos a crença de que são os responsáveis pelo controle e pelos desdobramentos das próprias vidas. Isso, por sua vez, evidencia também que as escolhas, as decisões, a curiosidade e a criatividade podem levá-los a uma jornada incrível de realizações e conquistas que está diretamente alinhada aos seus sonhos.

Trata-se de uma análise aprofundada, baseada em conversas, experiência pessoal e na observação da dinâmica das famílias contemporâneas. Tive a oportunidade de vivenciar isso de perto ao participar dessa metodologia, o que compartilharei em mais detalhes adiante. Além disso, percebi essa mesma experiência nos relatos de outros pais que seguiram essa jornada comigo.

Os insights que Lina traz são valiosos para os pais, pois incentivam a compreensão de que, para criar filhos autônomos e seguros, é essencial entender o tempo e o espaço de cada um, quando é necessário apoiar e, principalmente, quando se tornar "desnecessário", desafiando a ideia tradicional de que a "presença" constante dos pais é fundamental para o desenvolvimento saudável e equilibrado dos filhos.

Nesse sentido, é comum observarmos famílias perdidas, rodeadas de inúmeras informações e possibilidades, inseguras e até mesmo se questionando sobre a educação que oferecem aos filhos. Para essas e muitas outras questões, o livro convida os pais e responsáveis a repensarem o próprio papel no controle e nas escolhas, sugerindo que a verdadeira e desafiante educação deve ser pautada na confiança e capacidade dos filhos de tomarem as rédeas da própria vida.

Em 2023, apesar da minha experiência profissional e trajetória na educação de jovens, segui em busca de novos aprendizados e vivências. Como mencionei anteriormente, decidi aprofundar meu conhecimento experimentando na prática a metodologia proposta pelo livro. Como mãe de um adolescente de 14 anos e educadora, posso afirmar que essa experiência me fez crescer e evoluir, fortalecendo minha capacidade de apoiar tanto meu filho quanto os inúmeros adolescentes com quem convivo no desenvolvimento de suas identidades e seus projetos de vida. Em outras palavras, vivenciei a metodologia na prática, confirmei em minha própria jornada que a mudança era possível e, a partir disso, pude ampliá-la para impactar outras famílias.

Assim, este livro é um convite. É um chamado inadiável para que você reflita e mude. É uma leitura essencial para pais, educadores e todos aqueles que desejam compreender melhor o papel das relações familiares na formação de indivíduos autônomos e resilientes. Então prepare-se para desafiar as crenças, expandir as perspectivas e descobrir novas possibilidades para uma educação transformadora.

FABIANA PINHO

Especialista em educação empreendedora

Prefácio

DE CAITO MAIA

Aprendi que, no mundo do empreendedorismo, você vai superar desafios diários, e muitos você nem sabe que existem até se deparar com eles. Assim também funciona com a educação: são organismos vivos, sempre mutantes e evoluindo.

Desde que comecei a empreender, mais de trinta anos atrás, encontrei muita, mas muita gente. A Chilli Beans me conectou com pessoas que viraram parceiras e colegas de negócio, assim como foi o caso da Lina e do Fred, meus queridos franqueados em Minas Gerais há muitos anos. Continuam sendo os meus parceiros de expansão na região – foram os primeiros a abrir uma loja em uma cidade com menos de 100 mil habitantes, um projeto-piloto que deu muito certo e virou um *case* nosso. São excelentes líderes, pessoas que passei a admirar, pois temos muitas coisas em comum. Uma delas é a paixão por nossos filhos. E, claro, os desafios da educação deles. Educar um jovem pode ser mais desafiador do que tocar um negócio.

A Lina estuda e dissemina o desenvolvimento do comportamento empreendedor há mais de vinte anos, e hoje é palestrante e mentora de sucesso. Acho o máximo que os meus franqueados tenham as suas paixões e os seus projetos para além do negócio com a Chilli Beans. Incentivo muito isto neles: buscar outras paixões. E desse amor nasceu a veia educadora da Lina, com projetos e iniciativas que já impactaram milhares de pessoas, inclusive em parceria com a Organização das Nações Unidas (ONU). Demais!

Agora ela nos brinda com uma nova versão sua: autora de livros. E traz um insight maravilhoso: a partir de toda a experiência adquirida ao longo de anos e anos trabalhando com os adultos, ela nos apresenta uma metodologia autoral que auxilia pais e mães na criação de seus filhos.

Um dos temas que mais afligem todos nós é: como proporcionar independência aos filhos na medida certa? Pois bem, a minha querida Lina resolveu "colocar no papel" tudo o que acredita, estuda, implementa e pratica até hoje.

Eu, você e qualquer pai, mãe, tutor ou família queremos dar o melhor para os filhos. Mas os tempos mudaram – transformações tecnológicas e culturais muito rápidas afetaram tudo à nossa volta. Então, como proporcionar um espaço seguro e, ao mesmo tempo, independente para que nossos filhos façam escolhas e tomem as próprias decisões?

O nosso desafio não é pequeno, não, galera! E usar o modelo de educação que recebemos dos nossos pais certamente não é mais suficiente.

Nesse ponto, a Lina traz uma visão clara que pode beneficiar muitos pais e mães por aí: não devemos nos esquecer nunca de que os protagonistas devem ser eles mesmos, filhos e filhas. Nós, pais e mães, precisamos nos tornar "desnecessários" para que eles enfrentem melhor tudo o que vem pela frente.

Como pai de quatro filhos, vivo esse dilema todo santo dia... Me pego pensando se estou "fazendo certo", se estou "prendendo" ou "soltando" demais. E você certamente se sente assim também.

Com este livro incrível, a minha querida Lina detalha essa equação complexa, porém maravilhosa, que é guiar um ser humaninho rumo à vida adulta com empatia, comunicação, constância, comprometimento e outras competências que podem (e devem!) ser desenvolvidas.

Ela é mãe de dois jovens maravilhosos e agora dedica a sua energia a ajudar pais e mães aflitos com esse novo futuro que já chegou. Acredito que este livro seja um excelente ponto de partida para qualquer um que deseja ter crianças felizes e independentes nas vidas que escolherem viver.

Queremos dar o melhor aos nossos filhos, mas apenas amor e boas intenções não bastam. É preciso conhecimento, informação e metodologia. E, como sempre digo, uma boa dose de disciplina para que as coisas saiam da teoria e venham para o mundo real.

Deixar que os filhos sejam protagonistas da própria vida pode ser um grande desafio, maior até para nós do que para eles mesmos. Este livro, repleto de boas histórias, orientações valiosas, dados e ensinamentos, é um excelente caminho para começar.

Bora aprender? Boa leitura!

CAITO MAIA
Fundador da Chilli Beans

Introdução
INDEPENDÊNCIA SE ENSINA DESDE CEDO

Sempre é tempo de desenvolver. Quando o assunto é colocar a mão na massa no que diz respeito ao desenvolvimento de crianças e adolescentes para que eles sejam mais disciplinados, autônomos e autoconfiantes, não existe "tarde demais". Nunca é tarde demais. Mas existe, sim, o melhor período, o melhor momento, a época em que será mais fácil colocar isso em prática. Quanto mais cedo iniciar, mais fáceis serão os ajustes e, acima de tudo, a mudança terá um impacto extremamente positivo na infância e na adolescência. Então, por que não começar agora?

Antes de mais nada, muito prazer. Meu nome é Lina Valléria e trabalho com o desenvolvimento do comportamento empreendedor para adultos há mais de vinte anos. A minha jornada com esse tema começou em 2003, quando fui convidada para ser facilitadora do Empretec, um dos principais programas de formação de empreendedores do mundo, cuja construção acontece a partir de um seminário intensivo criado pela Organização das Nações Unidas (ONU). Hoje, esse seminário é reproduzido em mais quarenta países e tem como parceiro exclusivo, aqui no

Brasil, o Serviço Brasileiro de Apoio às Micro e Pequenas Empresas (Sebrae).[1]

O Empretec, para mim, foi um divisor de águas. Ali, mesmo sem ter essa intenção, acabei encontrando meu propósito de vida, por isso sou muito grata a tudo o que construí até aqui. Quem me conhece sabe quanto amo conversar sobre esse tema, porque acredito que verdadeiramente transforma vidas. A troca é muito rica, e acredito, do fundo do coração, que esse tipo de metodologia deve mesmo chegar a cada vez mais pessoas.

Além disso, sou empresária desde os 23 anos, palestrante, tenho cursos, mentoria, imersão e, mais recentemente, em 2024, decidi me desafiar novamente, agora como autora, construindo um dos projetos mais importantes da minha vida, com toda a certeza. Nesse universo maravilhoso – e completamente transformador! –, já capacitei mais de 15 mil empreendedores espalhados pelo Brasil.

Entretanto, quando comecei a trabalhar com o Empretec, ainda não era mãe. Depois, conforme o tempo passou, ganhei de presente os meus dois filhos: Bernardo, atualmente com 19 anos, e Rapha, com 15 anos. Quando o mais velho estava com aproximadamente 5 anos, tive um momento de clareza muito grande. Pensei: *E se eu trouxesse os conceitos da metodologia que conduzo com os adultos e desenvolvesse métodos para praticá-los com meus filhos?* A ideia era simples: como mãe, sempre quis o melhor para eles. Sempre sonhei com um desenvolvimento pleno, um bom futuro e que eles

---

1 EMPRETEC. [Página Inicial]. **Serviço Brasileiro de Apoio às Micro e Pequenas Empresa | Sebrae SP**, São Paulo, SP [2023]. Disponível em: https://empretec.sebraesp.com.br/. Acesso em: 5 mar. 2025.

pudessem ter a melhor educação que eu poderia dar. Porém, sabia que, apesar de ter boa intenção, precisava de estratégias concretas para efetivamente fornecer o melhor e contribuir não apenas com uma infância e adolescência boas, mas também com uma vida adulta realizadora. Foi nesse momento que percebi que poderia utilizar tudo o que sabia para incentivar ainda mais o desenvolvimento dos meus filhos, algo que impactaria não só o presente, mas também o futuro deles.

Então, se esse tema é tão importante e gera uma mudança tão poderosa em adultos, por que não cuidar de alguns pilares e desenvolver algumas dessas características específicas desde cedo? *É isso que preciso fazer!*, pensei. Eu queria fazer essa mudança na educação dos meus filhos com leveza, de modo ajustável, com combinados que seriam importantes entre nós, sempre alinhando as expectativas entre o que eu estava ensinando e como nós — meu marido e eu — lidaríamos com os desafios. Deveria ser um processo em família.

Contudo, o momento que me trouxe o argumento irrefutável de que tudo o que foi feito havia dado certo aconteceu durante a pandemia de covid-19, enquanto ouvia relatos e mais relatos de pais e responsáveis que alegavam estar ficando completamente loucos com as crianças dentro de casa. Olhava para a minha família e pensava: *Como é possível? Estou completamente tranquila.* Nesse momento, a certeza bateu em cheio. Soube que tudo o que meu marido e eu tínhamos feito havia gerado uma semente muito poderosa que agora nos entregava os frutos mais genuínos que poderíamos imaginar. E me trouxe uma sensação muito forte de querer levar essa sensação para mais pais.

Para comprovar se isso fazia mesmo sentido, decidi chamar meus filhos separadamente para um papo, pois não queria que um influenciasse a resposta do outro. Queria que eles fossem sinceros e me trouxessem as suas percepções sobre a infância e adolescência, sobre ter crescido nesse ambiente, sobre como percebiam a educação que havíamos proporcionado a eles. Nessas conversas, tive um dos momentos mais lindos da minha vida, que vou guardar na memória para sempre. O mais velho comentou: "Mamãe, eu sou a sua maior testemunha". E o outro, com muito carinho, me disse: "Mamãe, é isso mesmo. Lembra-se de quando você me incentivou a fazer a lição de casa sozinho e não deixar para a última hora? Aquilo me ajudou muito. Tudo aqui em casa é sempre muito conversado, não é imposto, e isso é muito legal".

Veja, isso não significa que eles sejam perfeitos, que eu não erre ou que não tenha preocupações. Muito pelo contrário. Isso me provou que, com o direcionamento adequado, o incentivo à mudança de comportamento, o acompanhamento, a empatia e diversos outros assuntos que explicarei adiante, eu consegui desenvolver *independência, autonomia, autoconfiança* e *respeito*. Consegui dar a eles as ferramentas que poderiam usar diante dos desafios que a vida impõe. E deu certo. Porém, apesar de ser um caminho concreto e ter nutrido as sementes para que crescessem e se desenvolvessem bem, não há como falar que não é um trabalho em constante desenvolvimento, algo que incentivo até hoje, mas de modo mais tranquilo, até porque eles têm algumas dessas características bem fortalecidas.

Então foi assim que tudo começou, e tive a ideia de levar isso para outras famílias. Por que não ajudar mais pessoas a aplicarem o que apliquei dentro de casa e mudar completamente o presente e o futuro de crianças e adolescentes? Eu tinha uma missão. Construí uma mentoria, um diagnóstico, fiz uma imersão e mudei um pouco do meu percurso como empresária. No início, fiz tudo isso como um teste. Queria validar a minha metodologia e ter certeza de que estava oferecendo algo que traria verdadeiramente resultados transformadores. Mas, acredite, os resultados foram muito melhores do que eu imaginei. Foram surpreendentes.

Assim, para mostrar quanto acredito no poder de transformação do programa que criei e vou ensinar nestas páginas, quero contar três histórias que me fizeram enxergar que essa dor é *universal* e tem resolução *inadiável*.

Queremos o melhor, mas será que é isso que oferecemos?

Em 2023, recebi uma mãe muito preocupada na imersão. Disse que trabalhava até o fim da tarde todos os dias e, quando chegava em casa, o lugar estava em um estado de estresse absoluto. Com duas filhas, ela e o marido chegavam, e as garotas não haviam nem feito a lição de casa. Eram brigas constantes. Depois do programa e com algumas mudanças simples, fiquei imensamente feliz quando ela disse: "Lina, hoje a minha casa é outra. Sem brigas, sem estresse. Chego em casa, e as minhas filhas já fizeram a tarefa. O meu marido não está estressado, sentamos todos juntos para jantar e conversamos sobre vários assuntos. Estamos muito mais felizes como família. O que eu aprendi com você mudou a minha casa e transformou o comportamento das minhas filhas".

Guarde essa história e lembre-se: o objetivo será sempre proporcionar uma vida melhor na infância, na adolescência e na vida adulta dos filhos, mas eu posso garantir que a transformação acontece *em toda a família*.

Outra história rápida: apesar de o programa ter como foco principal pais de crianças entre 6 e 16 anos, recebi um pai com uma filha de 19 que era completamente dependente dele. Não fazia nada sozinha – não ia nem ao shopping sozinha –, não conseguia resolver nada e estava caminhando para que essa dependência piorasse. Se analisarmos o comportamento-base de uma jovem de 19 anos, é possível observar que essa dependência não é normal. Com essa idade, já se espera que essa jovem faça atividades sozinha e consiga ter um direcionamento do futuro que vai além de ter o pai sempre a seu lado para resolver suas questões.

Conversamos, então, sobre os objetivos do programa, e eu expliquei para ele que o melhor jeito de iniciar a jornada seria ter uma conversa bem franca e aberta com a filha. Algo como: "Filha, até aqui eu errei, mas foi com as melhores intenções e o maior amor do mundo. Mas precisamos mudar. Ainda conseguimos ajustar pontos que são importantes para o seu futuro, porque ainda há tempo". E foi isso que ele fez. Deu espaço para a menina, incentivou a independência e a autoconfiança e, algum tempo depois, recebi uma mensagem dele falando que a moça, hoje, está cursando a universidade e é muito mais independente do que antes. Com pequenos ajustes, ela foi de uma relação de dependência total para autonomia. Isso é muito poderoso.

Por fim, a última história foi a que talvez mais tenha me marcado nos últimos anos. Atendi um pai, em meados de 2023, que tinha uma filha de 3 anos. Fiquei um pouco impactada quando ele se inscreveu para a imersão, porque, como comentei anteriormente, em geral indico começar a implementar os passos a partir dos 6 anos, até porque esse primeiro período de desenvolvimento das crianças demanda cuidados diferentes, como acolhimento, empatia e incentivo ao desenvolvimento de outras áreas. Mas, conversando com ele e pensando que o processo de consciência poderia ser favorável, decidi abrir uma exceção para que fizesse o programa.

Introdução **23**

Na entrevista inicial ele me contou que os seus pais, apesar de muito bons e bem-intencionados, eram também um tanto relapsos em alguns pontos. Ele apanhava muito, e agora, como pai, percebia que estava replicando com a filha o que havia recebido quando criança. Ele já estava em um processo de terapia para trabalhar esses pontos específicos, mas queria também buscar o máximo de conhecimento que conseguisse adquirir para fazer uma mudança interna e duradoura. Depois de algum tempo, quando veio dar seu depoimento sobre tudo o que tinha aprendido e como isso havia impactado a sua casa, ele disse: "Lina, eu nunca mais bati na minha menina. Esses três dias de imersão me ajudaram mais do que eu poderia descrever". Fico até emocionada em escrever estas palavras. A minha sensação é de que, em alguma medida, ajudei a transformar a vida desse pai e dessa criança. Lógico que essa transformação dependeu da força e da dedicação dele, mas essa mudança se deu através do método que desenvolvi.

Como pais, precisamos entender, de uma vez por todas, que devemos ensinar os nossos filhos não só a realizarem as atividades do dia a dia, mas também a terem comprometimento com a vida, a escola e as pessoas, partindo do entendimento de que esses pontos são importantes e precisam ser respeitados. Quero promover uma mudança de comportamento e na vida dos filhos não por meio da força. Não por medo do castigo. Não por meio do autoritarismo, do grito e do estresse, mas sim a partir de alguns *ajustes dentro de casa, no ambiente em que eles vivem*, que visam incentivar a *independência*, a *autonomia* e a *autoconfiança*. E essas mudanças são consequências do desenvolvimento das características empreendedoras sobre as quais falaremos aqui.

Na primeira história, quis mostrar como pequenas alterações mudam famílias inteiras. Na segunda, a minha intenção foi resgatar o ponto principal com o qual iniciei o capítulo: nunca é tarde. Por fim, na terceira história, o meu objetivo foi mostrar que, mesmo com as melhores intenções, podemos estar, já nos primeiros anos de vida dos nossos filhos, fornecendo o que não é positivo na criação e no desenvolvimento deles. Podemos estar replicando os erros de nossos pais por vivermos no piloto automático da falta de consciência.

Com essas breves histórias, eu quis mostrar que, para que tudo isso não aconteça – ou pare de acontecer, caso você já esteja passando por algo parecido –, devemos tratar esse assunto como *urgente*, *indispensável* e *inadiável*. Não dá mais para continuarmos criando crianças que não vão conseguir lidar com os desafios da vida. Para mim, depois do pilar da saúde dos pequenos, falar sobre isso e promover essa mudança no dia a dia deles é fundamental. Isso é ser pai ou mãe desnecessários, assunto que aprofundarei a seguir.

Seja desnecessário

Acredito que existam quatro possibilidades principais para que você esteja aqui. Sem julgamentos, mas com muita sinceridade e honestidade, quero que leia sobre cada uma delas e reflita a respeito de qual pode ser o seu perfil.

1. Mesmo com as melhores intenções, você percebeu que a educação que está dando para seus filhos pode não ser a mais adequada para o desenvolvimento deles. É muito comum que pais inconscientes percebam, em determinado momento, que os filhos estão crescendo sem autonomia e autoconfiança. Acabam por perceber que eles são frágeis demais, não são proativos, têm dificuldade de lidar com as

frustrações e não têm iniciativa para dar passos sozinhos. Será que é esse o seu caso?

2. Você pode estar com medo de seu filho depender de você no futuro. Ou então pode até não admitir, mas sente que precisa ser necessário para que possa se sentir útil. A dependência excessiva, porém, não traz bons frutos. Se esse é o seu caso, você está criando uma cilada para si mesmo – e é possível que já esteja vivendo esses resultados precoces. Lembre-se: cada passo que seu filho dá sozinho hoje é um passo a menos que você precisará dar por ele amanhã.

3. É possível (como comentei antes) que você perceba que está replicando inconscientemente algo que recebeu na própria educação. Mesmo sem querer, repassamos erros e acertos. Fazemos isso por viver no piloto automático, por não colocar intenção no que fazemos dentro de casa.

4. Por fim, talvez você esteja aqui apenas porque quer o melhor. É possível que até se identifique com alguns dos pontos anteriores e com esse ao mesmo tempo. Até porque, no fim das contas, o que queremos é o melhor para nossos filhos, por quem sentimos um amor enorme e que são as pessoas mais importantes da nossa vida.

Então, seja você um pai, uma mãe ou um responsável, o que mostrarei aqui é para você. Se for um professor, um tio, um avô ou até mesmo um amigo de alguém que está precisando desse conteúdo ou está interessado no assunto, este espaço também é para você. Apesar de falar em primeiro lugar com os pais e responsáveis, sempre que outros familiares fizerem parte da rotina direta da criança, precisarão participar e ajustar o caminho para que a família toda esteja alinhada e a criança ou o adolescente receba os mesmos direcionamentos.

Por isso, a principal reflexão é: será que você está sendo um pai ou uma mãe desnecessária? Ser desnecessário, nesse caso, é proporcionar um desenvolvimento que faça com que os filhos precisem cada vez menos desses pais. Desnecessário, em nosso contexto, é no sentido de ser cada vez menos necessário. Nosso amor, nossa presença e nosso apoio estarão sempre presentes, mas, quando tiramos um pouco do egoísmo de achar que filhos precisam depender de nós para tudo, percebemos que ser um pai desnecessário é o que gera filhos autoconfiantes, autônomos e bem-sucedidos. Ou seja, queremos proporcionar uma educação em que as crianças precisem cada vez menos de nós e assim possam cada vez mais tomar decisões melhores e de modo autônomo, gerando nelas um sentimento de orgulho de si mesmas que incentivará ainda mais o processo positivo de desenvolvimento.

Ao fazer isso, você desenvolve em seu filho o comportamento empreendedor. Não no sentido de torná-lo um empresário – apesar de ser possível, caso ele queira isso no futuro –, mas sim construindo um desenvolvimento que fará diferença na vida dele com o *apoio*, a *presença* e o *suporte* dos pais. É um processo que incentiva a *independência*, pois é preciso pensar que a vida trará desafios com ou sem você por perto, então os filhos precisam conseguir lidar com isso. Indo além, ser um pai ou uma mãe desnecessária promove um desenvolvimento que gera resultados positivos na infância e na adolescência, ou seja, no que se vive no *presente*, mas também dá as ferramentas para que seu filho ou sua filha sejam adultos independentes e autoconfiantes no *futuro*.

Sendo assim, neste livro explicarei por que você precisa olhar para dentro de si para ajustar elementos como controle, influência e monitoramento. Falaremos sobre como identificar o perfil do seu filho a partir de um teste e, com esses resultados, trabalhar o que está mais desalinhado e precisa de cuidados urgentes. Depois, veremos as seis competências empreendedoras que fazem parte da minha metodologia: autorresponsabilidade, comprometimento, disciplina, proatividade, autonomia e autoconfiança. Por fim, falaremos sobre conexão, comunicação e empatia.

Além disso tudo, nesse processo dois elementos fundamentais devem estar presentes: *constância* e *consistência*. Por quê? Você precisa de constância porque de nada adianta fazer algo hoje e amanhã não fazer nada. Com constância, você trará a consistência para o jogo, e aqui acontece algo muito poderoso: ao fazer combinados muito claros com os filhos sobre o que precisa ser feito e monitorar esses combinados, você não repetirá mais à exaustão quais são as responsabilidades de cada um e conseguirá ver a mudança de comportamento depois de algum tempo da aplicação do método. Isso é o que promove a autonomia e a mudança verdadeira.

Tudo o que veremos, por outro lado, são ajustes de condução. São práticas simples e necessárias, mas muito provavelmente você não havia se dado conta disso. Quer um exemplo prático? Ouvi de um pai, em determinado momento, que, em uma manhã de chuva e frio, havia decidido não acordar a filha para a natação porque ficou com pena de ela ter que se levantar com o tempo ruim. Reflita: o que esse pai está desenvolvendo em sua filha, mesmo que sem intenção e indiretamente? Resposta: falta de comprometimento, falta de disciplina. Se tenho consciência de que a natação é importante e é um combinado feito em relação à prática de esportes, com muito carinho vou acordá-la para que cumpra com o compromisso.

Se não fizer isso, estarei desenvolvendo um comportamento negativo que afetará o modo como ela enxergará as responsabilidades que tem. Você concorda?

Então, quero encerrar estas palavras iniciais reforçando que tudo isso não quer dizer que não colocaremos limites em determinados momentos; claro que precisaremos fazer isso. Mas faremos sempre pensando em uma comunicação melhor e no que queremos desenvolver em nossos filhos. Serão mudanças *intencionais* que tornarão seus filhos pessoas mais realizadas *hoje* e no *futuro*.

E garanto que esse é o melhor caminho para que, daqui a alguns anos, você olhe para trás e pense: *Fiz um ótimo trabalho*. Quem não quer isso?

Sob a perspectiva de quem viveu

À s vezes, as palavras do autor, por mais completas que sejam, não conseguem transmitir totalmente o impacto de um método na prática. Por isso, decidi convidar duas pessoas que viveram essa experiência de perto para compartilhar suas perspectivas.

São pessoas muito especiais para mim, que cresceram enquanto eu aplicava os princípios e as características empreendedoras que você encontrará nos próximos capítulos: meus filhos.

Assim, a partir do olhar deles, você terá a oportunidade de compreender como é crescer com esse tipo de educação e desenvolver essas competências desde cedo. Quem melhor do que eles para mostrar, com as próprias histórias, como essas ideias se traduziram em vida real?

Espero que o olhar e o depoimento da vivência deles inspirem você e revelem, de modo genuíno, como essas práticas podem transformar vidas.

Impacto na vida real
DE BERNARDO COSTA, 19 ANOS

Muitos podem pensar que a educação empreendedora é um processo árduo e trabalhoso, mas venho, com este texto, mostrar que essa jornada pode ser muito leve e gerar muitas realizações, tanto para os pais quanto para os filhos.

Lembro-me de diversos momentos marcantes da minha infância e adolescência relacionados a essa forma de educar, e todos eles me levaram à etapa crucial de toda a minha história: a minha mudança para a capital, aos 16 anos, para morar sozinho.

Eu era um menino do interior, ainda muito jovem, que havia acabado de concluir o Ensino Fundamental, prestes a iniciar o Ensino Médio, e em busca de novos desafios. Essa mudança representava a realização de um sonho e uma busca por um futuro baseado em um mundo que amo: o mundo empresarial. E foi uma escolha em conjunto, com o apoio da minha família, que me permitiu estudar em uma escola que cultiva os valores em que tanto acreditamos, em especial o empreendedorismo.

Vejo essa fase como a soma de todas as competências trabalhadas pelos meus pais durante meu crescimento, reforçando características como autonomia, autoconfiança, responsabilidade e proatividade. Na minha independência em tomar decisões e buscar novos ares, veio a autonomia. Na forma de me posicionar diante da exposição a ambientes novos e desafiadores, desenvolvi autoconfiança. Na superação de obstáculos na vida pessoal e profissional e na constância em realizar minhas tarefas, enxerguei a responsabilidade. E na vontade de procurar esses novos desafios, ambientes, conexões e aprendizados, encontrei a proatividade.

Sob a perspectiva de quem viveu

Após todos esses anos de ensinamentos, senti que estava preparado para começar a escrever minha história. Acredito que essas características são essenciais para qualquer pessoa, pois, por meio da mentalidade empreendedora, somos capazes de conhecer pessoas, descobrir lugares que dificilmente iríamos explorar e, mais do que isso, refletir em nós mesmos algo que é leve, que não desgasta ambas as partes – pais e filhos – dentro do processo educacional.

Acima de tudo, enxergo esse tipo de ensino como algo que não apenas fornece ferramentas para enfrentarmos os obstáculos que a vida nos reserva, como também nos capacita para trilharmos nosso próprio caminho. Dessa forma, considero essa formação essencial no mundo em que vivemos, onde o tempo não espera e as mudanças pelas quais passamos diariamente são diversas e constantes. Nesse cenário, o poder da inovação se destaca e domina os mais variados ambientes.

Hoje, olho para trás e reconheço que cada desafio enfrentado, cada decisão tomada e cada lição aprendida foram essenciais para formar minha pessoa e moldar minha trajetória. Essa jornada, que muitos podem enxergar como árdua, foi – e é – extremamente gratificante e transformadora, e me permitiu não apenas crescer como profissional, mas também reconhecer e valorizar os valores pessoais. Foram anos de muitos aprendizados, e cada um deles foi passado com muito apoio, empatia e amor. Era uma relação próxima, que priorizava a comunicação e a compreensão, o que fez toda a diferença quando precisei trilhar meu próprio caminho. Sobretudo, gosto sempre de relembrar que, com o apoio e o esforço necessários, podemos sempre transformar sonhos em realidade. Foi o que aconteceu comigo.

Espero que este livro o encontre em uma fase transformadora, que você possa se inspirar e enriquecer não apenas a sua trajetória, mas também a de seus filhos. Acredito que esta obra possa mudar vidas e fortalecer futuros, oferecendo insights que vão além da teoria. Portanto, que tudo isso inspire você e sua família a abraçarem a educação empreendedora e transformar sonhos em realidade.

Sob a perspectiva de quem viveu

Não desista
DE RAPHA COSTA, 15 ANOS

Quando a minha mãe me convidou para escrever um texto para o livro, fiquei muito empolgado para mostrar a você a visão direta de um filho criado a partir da educação empreendedora.

Acredito que eu seja uma grande prova dessa educação, e desde o início foram mudanças pequenas que transformaram o meu jeito de fazer as tarefas do dia a dia. Desde concluir a lição de casa sozinho até hábitos inconscientes, percebi que a vida era leve para mim, principalmente por estar conseguindo fazer minhas tarefas por mim mesmo.

Um fator essencial para que esse tipo de educação desse certo foi a comunicação sempre muito aberta com meus pais. Desde pequeno, fui ensinado que na vida cometemos muitos erros, mas eles sempre deixaram claro que eu poderia contar qualquer coisa e que, independentemente do que acontecesse, eles me ajudariam a resolver aquele problema, ensinando-me para que eu assumisse a responsabilidade e me mostrando como deveria agir. Porém, o tratamento não seria o mesmo em caso de mentira, porque mentir é sempre a pior escolha. Tudo isso deixou o ambiente da casa mais tranquilo e divertido, tanto para mim quanto para meus pais.

Por exemplo, quando estava chateado ou frustrado com algo que dava errado, eles demonstravam que tinham entendido a situação e me deixavam lidar com meus sentimentos. Via que eles se preocupavam não apenas com as próprias palavras, mas também com suas ações, e lembro-me de um momento específico em que participei de um teste de futebol, para o qual me preparei muito, porém não consegui finalizar porque me machuquei e tive que sair já no início. Fiquei muito chateado, e eles simplesmente me deixaram lidar com a frustração. Poderiam ter comprado presentes para me alegrar, como um celular novo, por exemplo, mas não fizeram isso, e assim eu aprendi a lidar com o que estava acontecendo.

Às vezes, essa educação pode ser difícil de lidar no momento em que as frustrações acontecem – como também foi para mim em algumas situações –, mas hoje eu olho o meu passado e consigo entender o quão importante foi esse estímulo. Então, se pudesse dar um conselho para um pai ou uma mãe que está começando com a educação empreendedora, eu diria que, por mais que o filho se sinta contrariado ou inicialmente não goste da ideia, é algo necessário e fará extrema diferença no futuro.

[1]

O PREÇO DA DEPENDÊNCIA, DA SUPERPROTEÇÃO E DO CONTROLE EXCESSIVO

Não tenho dúvida alguma de que a maioria dos pais não tem consciência da urgência do desenvolvimento de autonomia, autoconfiança, independência e disciplina em crianças e adolescentes. Na maior parte das vezes, eles não têm consciência de como pequenos ajustes podem mudar em níveis mais profundos até mesmo o sentimento de felicidade e realização dos filhos, assim como aconteceu com duas meninas filhas de um casal que fez imersão comigo em abril de 2024.

Recebi esse casal durante o curso, e eles contaram que tinham duas filhas, de 8 e 10 anos, que eram muito dependentes. Não tinham iniciativa para as atividades, reclamavam muito do tédio e já estavam mostrando alguns sinais de que a autonomia não estava sendo bem desenvolvida. Com medo da violência e da falta de segurança – um sentimento comum não apenas nos pais, mas também na maior parte da população do nosso país –, eles não deixavam que as garotas saíssem de casa sozinhas. Elas não tinham permissão para brincar na rua ou passear pelo bairro, por exemplo, o que é completamente compreensível, uma vez que a intenção jamais seria colocar a vida das crianças em risco.

Durante a imersão, entretanto, eles chegaram à conclusão de que deveriam mudar isso aos poucos. Moram em uma cidade pequena e mais segura, em um bairro muito bom, o que poderia proporcionar a flexibilização dessa regra para que as meninas pudessem experimentar pequenos passos de independência.

Quando me contaram os resultados de como tinha sido o movimento, disseram que primeiro explicaram para elas com o que precisavam tomar cuidado, quais seriam os combinados importantes para que elas pudessem começar a fazer atividades sozinhas e que só depois permitiram que elas saíssem desacompanhadas. Logo na primeira vez que tiveram permissão de sair, elas abriram o portão cantando, felizes como havia tempos eles não viam. Veja como isso é forte: elas saíram cantando e sorrindo porque aquele sentimento de falta de independência e de autonomia estava fazendo com que se sentissem presas.

É claro que essa não é a solução para todos os pais, até porque talvez não seja a realidade de muitas famílias que moram em lugares perigosos. Entretanto, esse controle excessivo que os pais exercem sobre os filhos com o intuito de unicamente proteger e fazer o bem pode gerar, sim, frutos muito negativos, como a impossibilidade de vivenciar experiências e a incapacidade de tomar decisões autônomas que auxiliam o presente e o futuro, e acabar tolhendo a felicidade e a realização dos filhos porque eles se sentem presos na mesma medida.

No sentido contrário da consequência positiva – que é a felicidade e a realização dos filhos ao fazermos pequenos ajustes de condução –, temos também um universo de pontos preocupantes que estão sendo desenvolvidos por falta de consciência; controle e proteção excessivos; falta de autonomia, disciplina e responsabilidade. Escolhi começar o capítulo com o lado "positivo" da moeda para não assustar ao chegarmos ao outro lado. Mas, como acredito que não caibam rodeios para falar dessa situação urgente, é hora de encarar a realidade.

Uma triste – e infeliz – realidade

Peter Gray, professor e pesquisador de psicologia do Boston College, estuda há anos a epidemia de psicopatologia em crianças e adolescentes, ou seja, faz pesquisas direcionadas ao aumento significativo de transtornos mentais e emocionais nessa faixa etária. Em setembro de 2023, ao lado de dois coautores – David Bjorklund, psicólogo da Florida Atlantic University, e David Lancy, antropólogo da Utah State University –, publicou na revista médica *Journal of Pediatrics* um artigo com diversas pesquisas feitas ao longo de décadas que mostraram os impactos negativos na saúde mental dos jovens, considerando a queda gradual da autonomia que é dada a eles.[2]

Em entrevista à BBC, Peter explica que essa epidemia de psicopatologia que estamos vendo em crianças e jovens é consequência direta da redução gradual de independência oferecida pelos pais:

> O modo como as crianças desenvolvem a confiança, o senso de serem capazes de resolver problemas, de controlar a própria vida, de enfrentar os obstáculos no caminho, é através da experiência de ter controle independente (sobre situações), de ter gradualmente maior independência à medida que crescem.[3]

É a falta de oportunidade de brincar e se envolver em atividades independentes, ou seja, sem supervisão direta e controlada dos

---

2 GRAY, P.; LANCY, D. F.; BJORKLUND, D. F. Decline in Independent Activity as a Cause of Decline in Children's Mental Well-being: Summary of the Evidence. **The Journal of Pediatrics**, [*s. l.*], v. 260, n. 113352, set. 2023. Disponível em: www.jpeds.com/article/S0022-3476(23)00111-7/abstract. Acesso em: 5 mar. 2025.

3 CORRÊA, A. "Falta de independência está por trás de crise de saúde mental em crianças", diz psicólogo americano. **BBC News Brasil**, [*s. l.*], 15 nov. 2023. Disponível em: www.bbc.com/portuguese/articles/cl59ydl0415o.amp. Acesso em: 5 nov. 2024.

adultos, que mina o bem-estar dos pequenos. Isso acontece porque essa independência gera satisfação imediata para a criança (lembra-se da história que contei no início do capítulo sobre as meninas cantando ao poderem sair de casa sozinhas?) e, ao longo dos anos, é o que proporciona o desenvolvimento da resiliência e de uma base sólida para lidar com os desafios e estresses da vida.

No artigo, os autores complementam que essa mudança drástica – de controle excessivo, supervisão exagerada – começou a acontecer a partir da década de 1960, principalmente por conta da crise de segurança global que estamos vendo em todos os cantos do planeta. Antes desse período, as crianças eram consideradas responsáveis, resilientes e autônomas para tomar a maior parte das decisões. Se você pensar na sua infância, por exemplo, é bem provável que se lembre de ser muito mais independente do que seu filho é hoje. É bem provável que se lembre também de ter sido muito menos supervisionado. Supervisão e proteção foram conduções que tiveram um aumento significativo durante esse período e que, infelizmente, só vêm aumentando.

O pesquisador comenta, inclusive, que as crianças "ganharam mais autonomia em alguns aspectos, como escolher o que querem vestir ou comer, mas perderam a liberdade para se engajar em atividades que envolvam algum grau de risco e responsabilidade pessoal, longe de adultos".[4] Porém, ele explica que o desenvolvimento de confiança, a capacidade de resolução de problemas, de controlar as próprias decisões e enfrentar as adversidades que podem aparecer no caminho começa, sim, a partir do desenvolvimento de independência à medida que crescem.

---

4 GRAY, P.; LANCY, D. F.; BJORKLUND, D. F. *op. cit.*

Isso significa, em outras palavras, que o fato de deixarmos os nossos filhos escolherem a própria roupa, por exemplo, não gera um senso de aprendizado no que tange à confiança, responsabilidade e disciplina, que serão fundamentais quando forem adultos. No futuro, quando os problemas surgem, eles não sabem resolver porque não aprenderam como fazer isso desde pequenos:

> [...] Estamos em uma economia que precisa mais do que nunca de pessoas que possam resolver problemas por conta própria, ser criativas, até mesmo identificar problemas que ninguém viu. Essas são as habilidades de que precisamos e, no entanto, tudo o que estamos fazendo com as crianças está acabando com essas habilidades ao invés de promovê-las.[5]

Aqui, além da frustração por não saber lidar com os problemas, surgem doenças graves como ansiedade e depressão.[6] Talvez você não saiba, mas a Organização Mundial da Saúde (OMS) traz uma estimativa global de que 14% das crianças e dos adolescentes têm algum tipo de transtorno mental.[7] No Brasil, a situação é ainda pior: segundo uma análise feita pela *Folha de S.Paulo* em conjunto com a Rede de Atenção Psicossocial (RAPS) do Sistema Único de Saúde (SUS), em 2024 os registros de ansiedade entre crianças e jovens superou, pela primeira

---

5 *Ibidem.*

6 *Ibidem.*

7 RUPP, I. Qual o quadro da saúde mental de crianças e adolescentes do Brasil. **Nexo Jornal**, 23 set. 2024. Disponível em: www.nexojornal.com.br/expresso/2024/09/23/saude-mental-no-brasil-criancas-e-adolescentes. Acesso em: 5 mar. 2025.

vez na história, os dos adultos (125,8 para cada 100 mil crianças de 10 a 14 anos e 112,5 para cada 100 mil adultos acima de 20 anos).[8]

Isso sem contar os dados referentes à depressão: embora os índices sejam – felizmente – mais baixos, houve um aumento significativo ao longo dos anos. Entre 2013 e 2019, segundo a última Pesquisa Nacional de Saúde feita aqui no Brasil pelo Instituto Brasileiro de Geografia e Estatística (IBGE), a incidência na faixa etária de 18 a 21 anos passou de 2,47% para 6,23%, o que significa um aumento de 152,5% em relação aos anos anteriores. Isso nos mostra que, apesar de não ser tão expressivo quando comparado à ansiedade, por exemplo, o rápido crescimento dessa condição claramente é um fator que está diminuindo a diferença entre os parâmetros ano a ano.

É preciso também comentar a atual experiência de dependência exacerbada que estamos vendo nos jovens. Entre a Geração Z, que engloba aqueles que nasceram aproximadamente entre 1995 e 2010, 70% relataram pedir ajuda aos pais na hora de conseguir um emprego, e 40% disseram ter levado o pai ou a mãe a uma entrevista de emprego presencial. Desses, 30% contaram que os pais entraram junto na sala de entrevista. Isso nos conduz a um fato óbvio: "Outro estudo mostra que mais de 30% dos recrutadores preferem contratar trabalhadores mais velhos do que candidatos da Geração Z por conta dos problemas de etiqueta e comportamento deles".[9]

---

8 REGISTROS de ansiedade entre crianças e jovens superam os de adultos pela 1ª vez no Brasil. **Folha de S.Paulo**, 31 maio 2024. Disponível: www1.folha. uol.com.br/folhateen/2024/05/registros-de-ansiedade-entre-criancas-e-jovens-superam-os-de-adultos-pela-1a-vez.shtml. Acesso em: 6 mar. 2025.

9 WESTFALL, C. Geração Z pede ajuda dos pais para encontrar emprego e acompanhar entrevistas. **Forbes**, 3 maio 2024. Disponível em: https://forbes. com.br/carreira/2024/05/geracao-z-pede-ajuda-dos-pais-para-encontrar-emprego-e-fazer-entrevistas/. Acesso em: 6 mar. 2025.

Indo além, na minha percepção isso acontece porque a supervisão exagerada, a falta de independência e autonomia na tomada de decisões, a superproteção e o controle excessivo estão gerando, cada dia mais, jovens sem resiliência, sem iniciativa e que não sabem lidar com a frustração. Não à toa, já ouvi diversas vezes pais com filhos de 18 ou 20 e poucos anos reclamando que são obrigados a falar tudo o que os filhos precisam fazer. Se a independência e a tomada de decisão autônoma, bem como a disciplina e a autoconfiança, não forem desenvolvidas desde cedo, não existe milagre: elas não aparecerão na vida adulta.

Vi algo parecido com isso na imersão que fizemos em julho de 2023. Já comentei anteriormente que o meu programa é para pais com crianças de 6 a 16 anos, porém abro exceções em alguns momentos, e esse foi o caso de um pai com uma filha de 19 anos que tinha se formado no Ensino Médio havia dois anos e, desde então, não demonstrara interesse em fazer mais nada. Zero iniciativa. Passava os dias dentro do apartamento em que moravam e despistava sempre que o assunto fosse falar sobre a vida profissional, faculdade ou até mesmo os próximos passos e objetivos do futuro. Ele me disse: "Lina, a minha filha está desanimada, entediada. Não tem iniciativa para fazer nada". Falei sobre a importância de esse pai ter uma conversa muito franca com ela, explicar que daquela maneira as coisas não estavam funcionando e que ela precisava mudar, e foi isso o que aconteceu.

Porém, você concorda que foram anos e anos de um tipo de condução que gerou essa situação? Mesmo que na melhor das intenções, pequenas atitudes se transformaram em uma bola de neve que foi crescendo até chegar ao problema atual da completa falta de iniciativa. Se tivessem sido desenvolvidas desde cedo algumas das características sobre as quais falaremos nos próximos capítulos, nada disso estaria acontecendo. E isso não significa que não existiria preocupação, apoio ou até mesmo incentivo. Tudo isso faz parte do crescimento: precisamos estar presentes e auxiliar sempre da melhor maneira possível, contudo devemos fazer isso com *intenção* e *consciência*. Esse movimento de mudança significa que finalmente foi entendido que o ambiente em casa é determinante. Muitos pais se esquecem disso, mas tudo influencia o comportamento. Isso não significa fazer o filho viver como um robô e monitorar vinte e quatro horas por dia o que ele faz, mas que existe consciência sobre o que é feito e que algumas medidas precisam ser tomadas para melhorar o presente e o futuro dos filhos.

Se o seu filho quer faltar à aula e você permite, está inconscientemente enviando uma mensagem para ele dizendo que faltar é correto, que honrar os compromissos não é tão importante. Se você dá a chance de sua filha não fazer o dever de casa, está incentivando a indisciplina e a negligência com as tarefas. Se faz tudo pelos filhos, incluindo atividades domésticas, deveres de casa e outras atividades importantes, você está tirando a possibilidade de que eles desenvolvam por conta própria independência, resiliência, capacidade de resolução de problemas e autoconfiança.

Pais que controlam demais e fazem tudo pelos filhos tiram a chance de eles desenvolverem o próprio potencial. Indiretamente, estão mostrando que eles não dão conta de fazer aquilo sozinhos, não têm capacidade, e por isso é preciso que alguém faça por eles. O contrário também é verdadeiro: ao incentivar que façam sozinhos algumas atividades compatíveis com cada idade, reforça-se o comportamento de tomada de decisões autônomas, incentivando e desenvolvendo a autoconfiança, e a mensagem que eles recebem inconscientemente é "Eu consigo". A ideia, porém, não é aumentar a quantidade de atividades dos filhos, mas ajustar a condução, assunto sobre o qual falarei nos próximos capítulos.

Percebe como a consciência é fundamental? Independência, autoconfiança e disciplina na vida adulta são consequências do desenvolvimento na infância. E agora você já sabe que os efeitos negativos dessa falta são muito graves, assim como pesquisas e números provaram anteriormente. Cada dia que essas características não são desenvolvidas significa um dia a mais de reforço de comportamentos negativos, que vão contribuir para problemas futuros; por isso o tema é tão urgente.

Como comentei, sei que tudo isso é feito com a vontade genuína de proporcionar o melhor. Pais não são mal-intencionados. Farei questão de repetir isso ao longo de todo o livro, porque sei como é o sentimento de querer oferecer o melhor sem saber se isso é realmente positivo. Com os filhos, decidimos sempre com as melhores intenções, pensando no que achamos ser mais adequado para eles; mas, nessa tentativa, às vezes precisamos admitir que podemos estar oferecendo o que é mais interessante para nós, e não para o desenvolvimento deles. E, quanto mais cedo isso mudar, melhor vai ser, gerando um resultado ainda mais positivo.

Com ou sem sinais, os ajustes de condução são inadiáveis

Há alguns dias, estava vendo um filme baseado em fatos reais que me trouxe muitas reflexões. *O primeiro da classe*, dirigido por Peter Werner e lançado em 2008, conta a história de Brad Cohen, atualmente professor e palestrante internacional, que viveu na infância muitos desafios por ter sido incompreendido pelo pai e vítima de bullying dos colegas de sala por conta de uma condição especial que mais tarde foi diagnosticada como Síndrome de Tourette, um distúrbio neuropsiquiátrico caracterizado por movimentos repetitivos incontroláveis (tiques).

Confesso que o que mais me chamou a atenção foi o papel da mãe de Brad. Em todos os momentos, ela incentivava o filho a não deixar a condição vencer ou impedi-lo de realizar seu sonho, que era ser professor. Se essa mãe, que tinha todas as justificativas para proteger o filho, o incentivou a não desistir e alcançar seu potencial máximo, como podemos analisar os pais que superprotegem e controlam em situações muito mais favoráveis que as de Brad? Não acho que essa mãe quisesse que o filho passasse pelas dificuldades que passou, ou que ele vivesse aquilo. Mas, ainda assim, ela permitiu que ele sentisse a frustração, que aprendesse a lidar com isso e o ajudou a transformar esses sentimentos conflitantes em potência para atingir seus objetivos, independentemente da condição com a qual ele vivia. Em vez de superproteger, ela incentivou a independência. Em vez de controlar e microgerenciar, ela deu as ferramentas necessárias e proporcionou autoconfiança. Em vez de tentar evitar a frustração, mostrou que isso poderia se transformar em vantagem.

Essa reflexão me lembrou de algo que aconteceu há mais ou menos um ano e meio aqui em casa. Meus filhos amam futebol, e o Rapha, que finalizou o Ensino Fundamental em 2024, estava treinando muito porque queria ser jogador de futebol e havia se inscrito em um teste que aconteceria dali a alguns meses para o América Futebol Clube. Como meu marido e eu nunca colocamos limites em esportes, ele estava treinando muito e fazia três escolinhas de futebol ao longo da semana.

No dia do teste, meu marido o acompanhou, mas já nos primeiros minutos de jogo o Rapha caiu, se machucou e precisou sair de campo. Foi ao médico, fez exames, precisou fazer fisioterapia por um tempo e se tratar, mas lembro que, no dia, ele chegou em casa aos prantos, chorando muito. "Mamãe, eu estava indo tão bem. O próprio representante do América disse que eu estava indo muito bem e deveria tentar terminar o teste, mas eu não consegui. Não tinha condições, estava com muita dor". Fiquei muito sentida de vê-lo assim, então respondi: "Filho, eu entendo você completamente. No seu lugar, estaria do mesmo jeito. Mas, olha, isso acontece. Agora você precisa se cuidar e logo vai se inscrever em outros testes. Estou aqui para o que você precisar".

Ele estava muito frustrado. Treinou muito, se dedicou, se esforçou o máximo que podia e, por uma fatalidade do destino, não conseguiu continuar na prova tempo suficiente para ter a chance de ser classificado. Ainda chorando, ele saiu da sala, foi até o quarto e ficou lá. Deixei que ele tivesse seu momento de tristeza. Um tempo depois, ele voltou; ainda triste, mas um pouco melhor. Fomos almoçar, mantivemos a programação do que faríamos naquele dia, e tudo seguiu normalmente.

Com essa história, o que quero trazer? É simples: permiti que ele vivesse a frustração. Permiti que ele lidasse com a tristeza. É claro que, se pudesse, o protegeria de tudo para que nunca ficasse triste, nunca experimentasse a frustração, mas você e eu sabemos que a vida não é assim. Poderia, por exemplo, ter ficado com pena dele e oferecido um presente, uma recompensa. Mas isso fortalece a entrega de recompensa como compensação pela frustração, e não era isso o que eu queria. Era importante ele entender que esse tipo de situação acontece, que eu o compreendia e estaria ali para o que fosse necessário, e que, acima de tudo, ele se fortalecesse. Individualmente, com autonomia e independência, quem precisava lidar com a frustração do que havia dado errado era ele.

Não podemos tentar fazer tudo por nossos filhos. Não podemos privá-los de viver a dor, a frustração e as consequências negativas de seus atos. Não podemos viver uma rotina repetindo diariamente o que precisa ser feito. Não podemos dar a nossos filhos uma vida sem iniciativa. Não podemos continuar vivendo sem consciência de que nossos atos influenciam o presente e o futuro de nossos filhos. Esses são alguns dos sinais de que a condução não está indo bem, mas existem muitos outros. E, mesmo quando não há sinais, ainda assim há a necessidade de mudança. Então não espere que seu filho dê sinais de que você precisa mudar a condução. Quanto mais o tempo passa sem incentivo a essas características, mais alta vai ficando a conta a ser paga no futuro.

Para concluir este capítulo, quero trazer as perguntas que faço em meus cursos e palestras: "Se pudesse escolher ser mais disciplinado e autoconfiante, você seria? Gostaria de ter essas características? Elas mudariam a sua vida?". É unânime: "Sim!". Então geralmente comento: "Se isso mudaria a sua vida, faça pelo seu filho".

O mesmo serve para você: se a sua resposta foi sim, faça pelos seus filhos. E, caso tenha ficado em dúvida ou respondido que não, principalmente por já identificar isso muito forte em você, ou então por achar que é indiferente, lembre-se das consequências sobre as quais conversamos anteriormente. Ninguém quer isso para os filhos. Queremos o melhor. Precisamos proporcionar o melhor, pois é nosso dever prepará-los para a vida!

SE ISSO MUDARIA A SUA VIDA, FAÇA PELO SEU FILHO.

PAIS DESNECESSÁRIOS, FILHOS INDEPENDENTES
@LINAVALLERIA

[2]
EDUCANDO NO AUTOMÁTICO

Todos nós erramos. Não existe pai e mãe que não erre, essa é a verdade. Vamos continuar errando, porque isso faz parte da vida, da nossa natureza como seres humanos. É claro que o ideal é sempre tentar errar menos e não cometer sempre os mesmos erros, mas o erro, em si, vai acontecer. Acredito nisso verdadeiramente. Acredito tanto, que vou contar um episódio em que errei com meu filho mais velho, Bernardo, em uma situação que aconteceu por volta de fevereiro de 2023.

Já faz algum tempo que Bernardo mora sozinho. Ele saiu de casa em 2022, para estudar em uma escola que proporcionaria um Ensino Médio voltado para a educação empreendedora, em Belo Horizonte. Um dia, recebi uma mensagem dele contando que tinha faltado à aula, o que me deixou muito preocupada, porque ele estava participando do processo seletivo para uma missão internacional com a escola, ou seja, era uma oportunidade única para que fosse classificado, pois nesse dia aconteceria uma entrevista. Essa missão, que levaria 24 alunos para Nova York, envolvia vários quesitos de avaliação, como desempenho escolar, participação em projetos extras, comportamento e muitos outros pontos que os alunos precisariam desenvolver ou nos quais deveriam ser bem avaliados para conseguir classificação.

Então imagine a minha reação: fiquei injuriada quando ele disse que tinha perdido a entrevista. Não queria de jeito nenhum que ele perdesse a oportunidade de ir para a missão, algo que influenciaria muito seu aprendizado e os próximos passos, o que me fez pontuar: "Olha, meu filho, tem dias que não estamos mesmo passando bem, mas a gente faz as coisas assim mesmo. A gente olha o que é importante e cumpre os compromissos". Seguindo a mesma linha de raciocínio – o que eu posso chamar de *alinhamento* do casal –, meu marido também chamou a atenção dele.

À noite, antes do jantar, liguei para conversarmos. Ele não estava se sentindo bem e me disse: "Mamãe, vocês vacilaram comigo hoje". Fiquei surpresa, é claro, mas perguntei por que ele achava isso, e ele completou: "Sabe por quê?! Eu moro aqui sozinho há mais de um ano... Vocês já me viram faltar à aula sem necessidade? Eu não estava passando bem. Não tinha condições de ir, e vocês chamaram a minha atenção". Fiquei uns segundos em silêncio, refleti e respondi: "Filho, você tem toda a razão. Tem toda a razão. Me desculpe". Desligamos. No dia seguinte, ele foi para a escola, conversou com os professores, participou da entrevista e deu tudo certo. Alguns meses depois, foi para a missão internacional.

Ou seja, meu marido e eu erramos. Ele realmente nunca tinha feito isso. Temos uma relação de confiança muito forte, e nunca houve motivos para desacreditarmos da sua palavra. Então a moral da história é: não tem jeito, vamos errar uma hora ou outra; mesmo que fiquemos atentos, tentemos dar nosso melhor e incentivar positivamente nossos filhos, o erro vai acontecer, e uma ótima maneira de remediar isso é pedir desculpas, seguir em frente e tentar não errar mais nesse mesmo ponto. Mostrar para os filhos que erramos é uma maneira de trazer leveza para o relacionamento, mostrar que eles também podem errar, porque nós erramos também. Afinal, não somos perfeitos. Dessa forma, o passado só nos serve como aprendizado, e o que importa é como vamos agir daqui para a frente.

Assim, para iniciar este capítulo, escolhi falar sobre erros e a aceitação de que não somos perfeitos, afinal. Quero trazer, em alguma medida, o alívio e o acolhimento de que talvez você esteja precisando. Com isso, quero que você primeiro tente internalizar esse sentimento de leveza dentro de si mesmo; depois, vou explicar alguns pontos importantes que precedem os próximos passos, porque trazem um pouco mais de consciência para a importância da jornada.

Criação: espelhar ou repelir

Em uma das minhas imersões, um pai que estava participando contou que havia sido criado em um ambiente extremamente controlador, e que, depois de tudo o que havia aprendido, estava tomando consciência de que repetia o mesmo ambiente controlador e severo com os dois filhos. Seu pai, um homem muito rígido e sério, era muito autoritário com ele e seus irmãos; não permitia que eles fossem espontâneos nem criativos. Contou também que crescer nesse ambiente foi bem difícil e doloroso. Depois, quando teve filhos, prometeu que seria diferente, mas estava replicando exatamente o mesmo comportamento que recebera na infância, de modo inconsciente.

Controlava tudo o que os meninos faziam, não deixava que tomassem as próprias decisões e era exigente, rígido e duro demais nos momentos em que os filhos erravam. Ninguém podia falar alto dentro de casa nem discordar dele. Disse também que era muito metódico, falava baixo, gostava de ver tudo no seu devido lugar e abria muito pouco – ou nenhum – espaço para a espontaneidade e a criatividade. O resultado: filhos "perfeitos" que tinham repulsa ao erro, que cresceram à base da perfeição e escolhiam sempre o caminho mais óbvio porque jamais foram incentivados a pensar diferente. E veja que poderoso: ele teve esse insight logo no

Educando no automático **53**

primeiro dia do curso, a partir de alguns pontos que vou explicar para você agora.

É um fato que o modo como fomos criados influencia como criaremos nossos filhos. Isso é muito forte, e penso que nesse sentido existem dois caminhos possíveis, apesar de ver que um deles é muito mais comum do que o outro: (1) ou *espelhamos* o comportamento que os nossos pais tinham conosco e tomamos atitudes muito parecidas, gerando um ambiente praticamente igual; ou (2) *repelimos* por completo o modo como fomos criados, porque nos gerou dor e sofrimento e precisamos fazer diferente para podermos, em alguma medida, "acolher" a criança que sofreu no passado.

Espelhar ou *repelir* é a consequência de entrar no piloto automático. O primeiro caso, em que repetimos os comportamentos, é o mais comum. Mas isso não significa que do outro modo não seja igualmente verdadeiro.

Em linhas gerais, quando pequenos, funcionamos como argila: somos moldáveis, maleáveis e ajustáveis ao toque. Isto é, dependendo da maneira como fomos criados, possivelmente será dessa maneira que replicaremos o ambiente para nossos filhos. Agimos sem pensar. Quando menos esperamos, já estamos espelhando o comportamento de nossos pais, falando, repreendendo e ensinando com as mesmas estratégias. Quem nunca se pegou pensando: *Nossa, acabei de perceber que fiz exatamente como meu pai (ou minha mãe) fez comigo!* Isso é muito comum.

Frequentemente, pais que receberam uma educação muito controladora são também muito controladores com os filhos. É bastante comum que pais que receberam uma educação muito rígida sejam muito rígidos; ou então que pais que tinham pouco espaço para fala e abertura para conversa também repitam isso dentro de casa. Muitas vezes, e de modo inconsciente, os pais vão repassando isso para os filhos. Fazem sem perceber, é claro, com as melhores intenções, assim como você já sabe.

E o contrário também acontece: muitas vezes, por sofrimento ou simplesmente para se adequar à própria realidade, o comportamento é repelido, ou seja, algo na infância os marcou tanto que os pais fazem o oposto do que viveram.

Um exemplo muito comum – correndo o risco de você logo identificar isso no seu círculo social – é alguém que recebeu uma educação muito rígida acabar se transformando em um pai ou uma mãe completamente permissivo. Estamos falando de pais que permitem tudo, que deixam os filhos fazerem o que quiserem e não cobram nem estabelecem limites. Também entram aqui os pais que tiveram poucos recursos na infância e presenteiam muito mais do que deveriam, como forma de dar aos filhos o que não tiveram, ou seja: usam do excesso para compensar a falta.

Entre um extremo e outro – espelhar ou repelir –, é como eu sempre digo: apesar de ser uma consequência do nosso comportamento inconsciente com os nossos filhos, a grande verdade é que, em ambos os casos, o resultado não será positivo. É preciso mudar e agir intencionalmente.

Cansados e sobrecarregados

No meu curso, costumo passar um vídeo bem curto que mostra uma mãe aguardando pacientemente a filha aprender a quebrar um ovo. A menininha tenta, tenta e não consegue. A mãe, ao lado, aguarda com paciência. Alguns segundos se passam. Talvez minutos. Até que, por fim, a garota enfim consegue quebrar o ovo, e a mãe comemora. No fim, pergunto aos participantes: "E aí, foi difícil ver ela esperando a garota aprender a quebrar o ovo, né?". Posso ver a feição de desespero e alívio que surge no olhar deles ao perceberem que eu compreendo a "impaciência" que eles sentiram ao ver aquela cena.

Seguindo essa mesma linha de pensamento, certa vez, em um dos cursos que conduzi em 2024, uma mãe compartilhou comigo: "Para evitar a exaustão, muitas vezes faço a tarefa de casa da minha filha". Ela explicou que não tinha paciência para ensinar e, por isso, preferia simplesmente fazer o dever por ela. "É mais rápido, eficiente, e o resultado fica muito melhor", afirmou.

Um parêntese rápido sobre isso: converso com frequência com professores, e essa é uma queixa recorrente. Muitos relatam que recebem tarefas, maquetes e apresentações que, claramente, foram feitas pelos pais em vez dos alunos.

Para finalizar, mais uma história curta sobre o mesmo tema. Durante a imersão, uma participante me contou que ficou incomodada ao receber uma mensagem de outra mãe, cujo filho estudava na mesma escola que o dela, só que um ano antes. No texto, a mulher perguntava se ela poderia enviar os trabalhos feitos pelo filho no ano anterior, com a justificativa de que o seu menino não estava conseguindo resolver algumas questões e queria conferir se as respostas estavam corretas.

Ela estava indignada com a situação. Com muita educação, disse que não tinha mais as tarefas guardadas, e ficou sabendo, algumas semanas depois, que essa mesma mãe havia pedido as tarefas para outra pessoa. Comentou: "Lina, não acreditei quando vi a mensagem dela. Não teria problema passar o dever, mas não é certo, porque ela está tirando completamente a possibilidade de erro do filho. Entendo que ela está sobrecarregada, todos nós estamos. Mas isso não é certo".

Então, vamos pensar juntos: o que esse filho está assimilando inconscientemente? Que o correto é copiar, que ele pode sabotar para tirar boas notas e que ele não é bom o suficiente para fazer por conta própria, ou seja, que o aluno que lhe repassou as tarefas é mais capaz do que ele. Essa mãe está mal-intencionada? É claro que não. Mas não está desenvolvendo seu filho. Ao tirar dele a oportunidade de fazer, está também tirando a oportunidade de errar e aprender e, sem dúvida, diminuindo sua autoconfiança.

Assim, muitas vezes percebo que a *sobrecarga* faz com que nós, pais, entremos no *automático* da tomada de decisão. Trabalhamos, nos esforçamos, cansamos e, ao chegarmos em casa, queremos apenas resolver logo o que precisa ser resolvido para facilitar não apenas a vida dos pequenos, mas também a nossa – principalmente a nossa. Vale reforçar, além de tudo isso, que essa sobrecarga costuma ser muito superior para as mães, que já têm uma quantidade de tarefas maior na família, apesar de muitos pais já participarem da rotina dos filhos. São demandas do trabalho, demandas da casa, demandas do marido, demandas dos filhos, e, no fim das contas, o que é mais fácil de resolver queremos logo tirar da nossa frente.

Nesse contexto, tanto para pais quanto para mães, muitas vezes é difícil perceber quanto isso pode ser prejudicial para o desenvolvimento dos filhos. Nossa condução tem um impacto inevitável. Já discutimos esse ponto no capítulo anterior, e reforço aqui: tudo o que fazemos influencia, e agir no piloto automático é, sem dúvida, um dos principais fatores que perpetuam esses erros.

Cansaço, impaciência e dificuldade de respeitar o tempo de aprendizado das crianças interferem muito, assim como a falta de empatia para entender que cada filho é único e que suas curvas de aprendizado não serão iguais. Além disso, muitos pais e mães tentam evitar o estresse de repetir inúmeras vezes o que precisa ser feito e, exaustos, acabam assumindo a responsabilidade no lugar dos filhos. Há também aqueles que fazem isso em busca da perfeição, incapazes de lidar com a ideia de que a tarefa não saia exatamente como gostariam.

No fim, são muitas possibilidades, mas é incontestável que a sobrecarga gera o comportamento automático. E no automático muitas vezes fazemos o que é mais fácil para nós, mas não necessariamente melhor para os filhos.

Esse assunto não é para crianças

Perdi a conta de quantas vezes ouvi pessoas falando que não achavam pertinente desenvolver características empreendedoras em crianças porque sentiam que esse assunto não cabia à idade delas. Isso não é verdade; o assunto é universal, e essa justificativa não é, nem pode continuar sendo, motivo para não aplicar o que veremos nos próximos capítulos. Para ilustrar melhor meu argumento, quero trazer agora algumas situações.

Primeiramente, vou colocar duas situações hipotéticas, mas muito comuns: imagine um adolescente que não culpa os pais, irmão ou professores pelos seus erros e fracassos. Que se compromete com o que é de sua responsabilidade, é disciplinado, tem iniciativa e não deixa o que precisa fazer para a última hora, e que tudo isso provavelmente fortalece a sua autonomia e autoconfiança. Agora, imagine outro adolescente, que culpa os pais e outras pessoas pelo que não dá certo, que deixa tudo para a última hora, que não faz o que é de sua responsabilidade, a não ser que os pais o obriguem ou digam a ele o que fazer. Que não tem disciplina e, no fim, muito provavelmente não tem autonomia nem muita autoconfiança, como consequência.

Conseguiu imaginar as duas situações? Qual desses adolescentes tem a vida mais leve, dá conta, consegue? E qual deles levará essas características mais fortalecidas para o futuro? Bom, imagino que agora você tenha entendido por qual motivo esse tema é urgente e precisa ser desenvolvido em crianças e adolescentes. Vai mudar não apenas o futuro deles, mas também o presente.

Agora, um exemplo real: há algum tempo, o Rapha chegou em casa falando que não tinha tirado uma boa nota em uma prova do bimestre e estava em dúvida sobre fazer ou não a recuperação. Respondi: "Filho, o que *você* acha?". Ele comentou: "Ah, mamãe, acho que não preciso. Essa foi a única vez que isso aconteceu, sei que eu consigo tirar uma nota melhor na próxima". Assunto resolvido. Permiti que ele tomasse a decisão, que avaliasse os riscos do que estava fazendo e que assumisse a responsabilidade sobre a sua decisão. Essa condução foi um exemplo de como trabalhar com ele uma das características empreendedoras extremamente importantes: a autorresponsabilidade. Eu trouxe a sua percepção para a mesa, sem dar sermão ou falar o que ele precisava fazer; afinal, nesse caso, a decisão deveria ser dele.

É claro que, como pais, precisamos sempre calcular os riscos do que é feito. Nem sempre será possível oferecer a possibilidade que ofereci ao Rapha; o principal aqui é entender que não existe isso de o assunto ser direcionado – ou não – aos filhos. É, sim. Se envolve o desenvolvimento deles, é preciso que esteja presente no ambiente familiar – que, aliás, é o mais impactante no desenvolvimento de comportamento dos filhos. É claro que você, como pai ou mãe, precisará fazer a adequação de acordo com a idade, contudo estimular aos poucos, fazer pequenos ajustes de condução e priorizar o diálogo dentro de casa – com clareza, leveza, respeito e empatia – é sempre o melhor caminho.

Educando no automático **59**

Nem sempre confortável, às vezes desconfortável

Para encerrar este tópico de causas e consequências, não poderia ignorar o fato de que fazer o confortável para nós é o caminho mais fácil na maior parte das vezes. No entanto, para o desenvolvimento de nossos filhos, nem sempre o confortável é o melhor.

Um exemplo bem didático: contei no início do capítulo que o meu filho mais velho, Bernardo, foi morar em outra cidade para cursar o Ensino Médio. Na época, não foi fácil. Mas não deixei isso transparecer, pois sabia que era o melhor para ele e para o seu futuro. Depois que ele saiu, fiquei três meses triste e sentindo o peso do silêncio em casa. Em alguns meses, eu me adaptei, mas agora, em 2025, vou viver essa experiência mais uma vez: o mais novo, Rapha, entrará no Ensino Médio e vai morar com o irmão. Em contrapartida, fico bem contente por eles, por vê-los felizes, orgulhosos de si mesmos e cada vez mais autoconfiantes.

O outro lado desse exemplo: eu estava na academia há algumas semanas, e uma mãe veio falar comigo sobre o filho, que pretendia se mudar para estudar em Belo Horizonte no próximo ano. Ela me disse, porém, que tinha tomado a decisão de não permitir que ele fosse. Vou usar as próprias palavras dela: "Lina, falei que não, porque não estou preparada para isso". Tenho certeza de que ela é uma mãe maravilhosa, mas perceba que essa decisão foi tomada considerando como *ela* se sente, e não o que seria melhor para o *filho*. Em resumo, ela escolheu o caminho mais confortável. Mais uma vez, com boa intenção e vontade de fazer o melhor, e possivelmente sem ter consciência de que isso não seria positivo.

Não estou dizendo que sair de casa nessa idade seja o melhor para todos, tampouco quero mostrar que existe uma regra. Não. Só estou me referindo ao argumento que ela utilizou – o fato de que ele não pode se mudar porque ela não está preparada neste momento. Não acredito que algum pai ou mãe não sinta a saída do filho de casa, mas temos que dar conta, buscar ajuda, ou seja, nos resolvermos e fazermos conscientemente o que é melhor para eles, afinal esse é o nosso maior objetivo como pais.

Escolher o confortável para nós é, em muitos momentos, tirar a possibilidade de desenvolvimento dos nossos filhos. Precisaremos encarar o lado difícil das coisas; a nossa impaciência, a falta de vontade, o cansaço e tudo o que conversamos aqui ao longo deste capítulo. Mas o resumo é que fazer essa análise do confortável versus desconfortável pode ser uma ótima maneira de sair da inconsciência e direcionar as ações. O esforço do desconfortável feito agora se pagará no futuro. Muitas vezes o incômodo é uma grande alavanca para a mudança.

A cada nova ação tomada, ficamos um passinho mais perto da tranquilidade no futuro, até porque, quanto mais agir agora, mais tranquilidade vou ter lá na frente, mais orgulho terei das mudanças que fiz e mais orgulho sentirei da realização dos meus filhos, porque vou dar essa possibilidade a eles. Isso sem considerar os ganhos no presente: de terem uma infância e adolescência mais leves, da mudança do clima dentro de casa, da família vivendo em paz e com todos sabendo que as ações têm intenção e desenvolvem autoconfiança, autonomia, disciplina e muito mais.

E você, identificou-se com alguns desses pontos? Não estranhe caso tenha percebido traços pessoais em vários deles. Isso é normal. Considere o que passou como aprendizado, daqui para a frente é o que importa.

Nas próximas páginas, vamos falar do que de fato precisa ser mudado.

[3]
SEJA DESNECESSÁRIO

Ainda ontem, antes de dormir, estava lendo as primeiras páginas de um livro que comprei recentemente e, por coincidência, flagrei-me presa em uma frase, e me dei conta de que era a maneira perfeita de iniciar este capítulo: "Por que a educação deixou de preparar os nossos filhos *para* a vida e passou a protegê-los *dela* [...]?".[10] Essa ideia mexeu muito comigo, e vou além: por que *nós*, *pais*, deixamos de preparar nossos filhos para a vida e passamos a protegê-los dela? No fim das contas, essa escolha é nossa, mas a consequência é deles.

A frase é de Julie Lythcott-Haims, que trabalhou muitos anos como diretora de calouros na Stanford. Formada em Harvard, hoje atua como professora, escritora, palestrante e mentora. Na obra *Como criar um adulto*, ela apresenta uma abordagem muito interessante sobre os perigos – e as consequências negativas – da superproteção e do excesso de interferência dos pais na vida dos filhos, bem como a respectiva resolução a partir de uma criação que permite aos filhos cometerem erros e, assim, estarem mais preparados e inclinados a uma vida plena. Ela ainda diz:

> Muitos de nós misturam certo excesso de orientação com um excesso de proteção ou uma participação

---

10 LYTHCOTT-HAIMS, J. **Como criar um adulto**: liberte-se da armadilha da superproteção e prepare seu filho para o sucesso. Campinas: Bicicleta Amarela, 2016.

demasiada na vida dos filhos. Nós os tratamos como a espécimes botânicos raros e preciosos e oferecemos uma quantidade deliberada e calculada de carinho e alimentação, ao mesmo tempo em que nos metemos em tudo quanto poderia torná-los mais durões e resistentes. Os homens, porém, precisam de certo grau de resistência para sobreviver aos grandes desafios que a vida colocará à nossa frente. Sem experimentarem os pontos mais duros da vida, nossos filhos se tornam sensíveis como orquídeas, mas são incapazes, às vezes profundamente incapazes, de prosperarem por si sós no mundo real.[11]

Eis, enfim, o grande dilema: a vontade incessante de fazer o melhor muitas vezes se traduz em superproteção e controle excessivo, enquanto a consciência atual nos mostra que esse caminho não funciona se o objetivo for promover uma mudança de comportamento real. O que buscamos é não apenas uma melhoria imediata, mas também a construção de um futuro com mais bem-estar e sucesso, baseado em independência, autoconfiança, autonomia, disciplina e proatividade. E tudo isso nos leva ao ponto central, que introduzi no início do livro e reforço novamente, pois será a base de tudo que vem a seguir: *seja um pai desnecessário*.

Para entender esse conceito, em primeiro lugar é preciso explicar o óbvio: quando me refiro à palavra "pai", estou englobando pais, mães ou responsáveis. Dito isso, passamos a outra conclusão:

---

11 *Ibidem.*

a origem da superproteção aconteceu, como falei anteriormente, pelo aumento da preocupação em relação à violência. Porém, essa proteção se transformou em excesso, e a grande virada de chave é entender que ser desnecessário, no sentido de preparar seu filho para que precise cada vez menos de você, não é, de modo algum, colocar as crianças em risco, mas sim buscar os caminhos para proporcionar situações e experiências nas quais você não exerça tanto controle, para desenvolver nelas a autonomia. Isso é ser um pai ou uma mãe desnecessária; isso é prepará-los para a vida.

Muitas pessoas acabam se incomodando com essa palavra porque não entendem seu verdadeiro sentido, que é permitir e estimular a criança para que ela precise cada vez menos do suporte dos pais, a fim de ter não apenas mais responsabilidade, autonomia e autoconfiança no presente, mas também as ferramentas necessárias para ser um adulto independente e que consegue lidar com as situações e os desafios da vida. Porém, tudo isso deve ser feito com *apoio*, *amor*, *presença* e *carinho*, que são pilares indispensáveis na condução dos filhos. Costumo falar que a presença, o apoio e o amor dos pais serão sempre necessários em todas as fases da vida deles. É importante estar sempre por perto, fazer parte da vida do filho e orientar da melhor maneira possível, contudo deve-se fazer isso de modo que a criança ou o adolescente precise cada vez menos do tutor.

Até porque, pense comigo: qual é o contrário disso? Qual é a consequência para quem não ensina isso aos filhos? A resposta é: ter filhos dependentes. Controlar demais e facilitar demais o caminho dos filhos tira deles a chance de aprenderem sozinhos o que precisa ser feito, e assim lidar com os desafios da vida. Como consequência, os pais vão precisar tomar cada pequena decisão pelos filhos, tendo sempre que lhes dizer o que deve ser feito. Ser desnecessário, portanto, é fazer com que as crianças e os adolescentes consigam, cada vez mais, tomar as próprias decisões proporcionais à idade, o que desenvolve autonomia para saber como agir em cada situação, a capacidade de resolução de conflitos e de problemas, autorresponsabilidade, disciplina, autoconfiança e, de fato, conseguir fazer e assumir as próprias escolhas.

Como resultado dessa mudança de comportamento, isto é, das pequenas mudanças de condução que explicarei nas próximas páginas, existem também três grandes ganhos: leveza, mudança no clima dentro de casa e sensação de orgulho das próprias capacidades. Leveza porque, quando a procrastinação de tarefas sai de cena, tiramos também o peso do estresse, e tudo fica mais leve. Mudança de clima dentro de casa porque os pais param de repetir incessantemente o que precisa ser feito, e isso gera um ambiente de convivência familiar muito mais positivo. E orgulho das próprias capacidades porque as crianças, ao passarem a ter mais autonomia e responsabilidade sobre o que precisa ser feito, começam a sentir autoconfiança e entendem que dão conta do recado e são capazes.

Todos esses ganhos, inclusive, foram validados quando montei a metodologia. Já contei que comecei a desenvolver as *características empreendedoras* em meus filhos quando eles ainda eram muito pequenos, mas não comentei que, nessa fase, busquei características que considero mais importantes de desenvolver desde a infância, como *autorresponsabilidade*, *comprometimento*, *disciplina*, *proatividade*, *autonomia* e *autoconfiança*. Costumo chamar esse conjunto de características empreendedoras-base, porque são a base para qualquer coisa que você queira fazer ou alcançar na vida, em qualquer fase dela. Então, com o passar do tempo e a aplicação da metodologia, percebi que havia dado muito certo.

Por isso digo que, se você tiver *coragem* suficiente para aplicar o que vai aprender com *consistência* e *constância* nas pequenas mudanças de condução que precisarão ser feitas, não tenho dúvida alguma de que a mudança será muito poderosa. Nos capítulos 4 e 5, iniciaremos com um processo que envolve autoconhecimento enquanto pais; depois, você vai entender o perfil atual do seu filho em relação às características empreendedoras-base, para trabalhar os principais pontos. E então vamos falar em detalhes sobre cada uma delas. Escolhi trazer essas características porque sei que fazem diferença na vida de qualquer pessoa, em qualquer fase da vida. No fim das contas, elas são performance, porque melhoram qualquer coisa que nos propomos a fazer, e isso acontece mesmo na infância e na adolescência, porque ensinaremos *autogestão* desce cedo.

Ainda nessa linha, é obrigatório quebrar uma das principais objeções que surgem nesse momento: você não precisa ter as características para conseguir desenvolvê-las em seus filhos. Muitos pais acreditam que, se não são disciplinados, não conseguirão desenvolver disciplina; se não são autoconfiantes, não vão conseguir desenvolver autoconfiança. Mas isso é irreal, e explico o porquê: o primeiro ponto é entender o impacto dessas características na vida dos filhos. Uma vez que se tem clareza disso, levá-las para o dia a dia de maneira leve e prática, assim como os combinados feitos em família e os pequenos ajustes de condução, vai gerar um movimento de mudança de comportamento nos filhos que independe das características dos pais. Ou seja, mesmo que você não seja disciplinado, pode conduzir seu filho para que ele seja. Mesmo que você não seja proativo, pode desenvolver a proatividade dele.

É claro que não estou discutindo o poder do exemplo – sem dúvida é impactante –, quero apenas mostrar que, a partir desses pequenos ajustes, a mudança acontece mesmo quando essas características não são pontos fortes dos pais. Isso não significa, entretanto, que filhos mais velhos não contestarão a mudança de atitude e tal falta de exemplo. Essa é uma questão a que já precisei responder diversas vezes em meus treinamentos. Mas é simples: se o seu filho questionar e perguntar por qual motivo ele precisa ser disciplinado, por exemplo, sendo que você mesmo não é, a resposta seguirá mais ou menos nesta linha, adaptando para seu contexto: "Filho, realmente não sou disciplinado, mas gostaria muito de ser. Meus pais não tinham a consciência da diferença que isso faria na minha vida e nem sabiam como fazer, mas eu tenho, e é por isso que não abro mão de desenvolver essa característica em você. Tenho consciência do quanto me faz falta".

Aqui, todos os argumentos caem por terra. Não há mais o que falar, não há mais o que argumentar. Se você sabe que essa característica faz falta e quer desenvolvê-la, essa conversa é mais do que necessária, porque estabelece os motivos da mudança de condução. Talvez seus pais não tivessem essa mesma consciência que você está tendo agora quanto a mudar para proporcionar algo melhor. Então, faça pelos seus filhos o que você gostaria que seus pais tivessem feito por você. Eles acertaram muito, é claro, mas essa consciência nos leva para um novo patamar de mudança, aquele que mostra que é possível fazer mais.

Sendo assim, a partir de agora, não há mais como adiar: pais desnecessários criam filhos independentes. O "não fazer" é uma cilada para o amanhã. Cada passo que seu filho dá sozinho hoje é um passo a menos que você precisará dar por ele amanhã. Não se coloque na defensiva, argumentando que não conseguirá, não dará certo ou que não é possível no contexto em que você vive. Existe, sim, a possibilidade de dar certo e de funcionar, e é mais simples do que parece, pois são ajustes.

Essa mudança de condução, no fim das contas, é um ato de amor com seus filhos. O amor é demonstrado sobretudo por ações, e é esse esforço de mudança que oferece às crianças e aos adolescentes a possibilidade de uma vida mais realizadora, realizada e plena.

Ser um pai, ou uma mãe, desnecessário é dar ao filho a oportunidade de ser protagonista da própria vida.

[4]
OLHE PARA DENTRO

Quando foi a última vez que você parou para refletir sobre o impacto das suas palavras, decisões e atitudes na vida de seus filhos? Responder a essa pergunta pode ser difícil, eu sei, mas é preciso olhar para dentro de si mesmo para conseguir, de certa forma, avançar em direção à tomada de consciência e às mudanças que precisam ser feitas.

Olhar para dentro é importante para que se possa saber no que é preciso mudar. Isso acontece porque, quando queremos ajustar algo no comportamento dos filhos, precisamos, em primeiro lugar, entender como as palavras, ações e decisões estão sendo tomadas atualmente – e qual é o impacto delas no desenvolvimento deles. Se não existir essa consciência, os objetivos de ajustes de condução ficarão perdidos no meio do caminho. Ou seja, não serão efetivos.

Por isso, vou trazer agora reflexões sobre como olhar para dentro, como avaliar melhor todo esse cenário. Porém, minha intenção é que essa jornada passe, a todo momento, por três palavras fundamentais que precisam estar no radar: *coragem*, *culpa* e *autocompaixão*.

Coragem

Olhar para dentro é *desconfortável*, por isso requer *coragem*. Não é fácil avaliar o que deu certo ou não até agora. Não é fácil avaliar as ações e decisões e perceber que talvez esse não seja o caminho mais adequado para garantir uma vida melhor para os filhos.

Confortável, por outro lado, é olhar para si e pensar: *Nossa, tudo o que fiz foi maravilhoso e perfeito até aqui, arrasei*. Mas a perfeição não é real, não. Não é assim que funciona. Justamente por isso quero estimular a *coragem*.

Coragem para se permitir aprender e desaprender, para questionar o que está sendo feito, refletir sobre o que está ensinando aos filhos por meio do ambiente em que eles vivem e decidir se faz sentido continuar repetindo isso. Quero estimular a coragem para que você possa se perguntar: "O que posso mudar hoje para que meu filho cresça mais seguro de si?", "Que exemplo estou dando?", "Quais valores estou cultivando?". Ter essa coragem é libertador, porque você passa a entender que pode fazer diferente, assume os desafios e percebe que essas mudanças são um ato de amor: com você, com seus filhos e com os ajustes que surtirão efeito em todas as fases da vida deles.

Então, pensando sobre o impacto de suas decisões no desenvolvimento de seus filhos, tenha *coragem* de olhar para dentro e mudar para proporcionar o melhor para eles. Guarde essa primeira reflexão, porque, para olhar para dentro e mudar, não basta apenas ter coragem, é preciso falar sobre *culpa*.

Culpa

A culpa surge quando sentimos que não cumprimos com tudo o que deveríamos; é a sensação de estar devendo algo para alguém e precisar assumir a responsabilidade por não ter feito nossa parte da melhor forma ou contribuído com o que era esperado. Esse sentimento assombra muitos pais, mães e responsáveis, porém tomo a liberdade de complementar que é ainda mais forte em nós, mães, principalmente pela cobrança da sociedade e muitas vezes de nós mesmas. Mas a culpa não traz nada de bom. Não nos estimula a avançar, não nos estimula a agir. Pertence a um lugar completamente paralisante, por isso é preciso ter imenso cuidado.

No Capítulo 2, falei sobre a importância de entender que somos seres humanos e que vamos errar. Aqui, o mesmo princípio é válido. Eu erro, você erra, os seus irmãos, amigos, parentes e todas as outras pessoas que vivem a vida erram. Quando se entende que não existem pessoas perfeitas, é possível também compreender que não existem pais ou mães perfeitos. Todos erram, o ponto é errar menos e não ficar cometendo os mesmos erros inconscientemente.

Então, chega de culpa. Substitua-a pela leveza de saber que errar é natural e faz parte da vida. Se você errou em alguns pontos na condução de seus filhos, está tudo bem. Mas traga essa leveza sem se paralisar na zona de conforto; use-a como um chamado para a ação e a mudança.

Quero, portanto, gerar em você um movimento para que tenha *coragem* de tomar a decisão de mudar, deixe a *culpa* no passado e se pergunte: *Ok, então o que preciso mudar? Qual ação devo tomar?* Até porque o que foi feito até aqui, ou seja, o que foi feito no passado, vale muito como *aprendizado*. Daqui em diante, o que conta é o modo como você mudará e passará a agir.

Autocompaixão

Por fim, pode-se dizer que a autocompaixão é uma ótima maneira de substituir a culpa. Geralmente, como pais, olhamos para os erros e acertos da seguinte maneira: se acertarmos em 99% dos momentos e errarmos nos outros 1%, carregaremos a culpa por esse 1%. Então, por que não trazer a autocompaixão quando olhar para dentro?

Autocompaixão significa não ficar se culpando por tudo e não se martirizar pelo passado nem por possíveis (e prováveis) erros futuros. Se algo não saiu como o esperado, peça desculpas e siga em frente, procurando não errar mais. Pessoas que têm autocompaixão se cuidam, olham para si e para o mundo com mais positividade e procuram fazer coisas boas em relação a si mesmas. Também entendem que erros acontecem, e isso não as torna pessoas ruins, muito pelo contrário. São apenas pais, mães e responsáveis que são também seres humanos e querem o melhor para os filhos, por isso sempre tomam decisões com as melhores intenções.

Então temos *coragem*, *culpa* e *autocompaixão*. Esse primeiro movimento de olhar para dentro para avaliar as próprias ações até agora exige cuidar desses três pilares, ou então você provavelmente não será gentil consigo mesmo a partir daqui. Quero gerar em você um estímulo que impulsiona para a frente, para ter a *coragem* de olhar para dentro, sem *culpa* e com *autocompaixão,* e não paralisar.

Se pensar sobre isso for doloroso e você precisar de um momento, é possível fechar os olhos por alguns instantes e tentar fazer com que essas palavras estejam no seu coração antes de avançar. E lembre-se: a perfeição não existe, não errar é irreal. Se não parar de pensar assim, estará se maltratando por algo sem sentido.

Feito isso, olhar para dentro passa por mais alguns movimentos importantes, sobre os quais falaremos a seguir.

Cinco aspectos-chave

Existem cinco aspectos importantes diretamente relacionados ao ato de olhar para dentro. Para explicar cada um deles, quero começar contando uma história pessoal que aconteceu com meus filhos,

Rapha, com 8 anos na época, e Bernardo, com 12 anos, em uma briga que rendeu um ajuste de condução e tem tudo a ver com esses conceitos.

Na época, o Rapha estava juntando dinheiro para comprar um iPad, então estava completamente focado em seu objetivo. Como? Sempre que tinha a oportunidade, pedia que os seus presentes de comemorações importantes fossem dados em dinheiro, para que ele pudesse guardar. Além disso, fazia tarefas em que pudesse receber algum valor, como dar banho nos cachorros. Então, tudo o que era possível fazer para ganhar dinheiro, ele fazia.

Perto de conseguir o valor total, ele acabou brigando com o irmão e jogou o manete do videogame de Bernardo no chão, quebrando-o. Quando fiquei sabendo do ocorrido e fui conversar com o Rapha, precisei tomar uma atitude que não foi fácil, mas necessária e completamente intencional. Falei para ele: "Meu filho, entendo que vocês brigaram, mas você não pode fazer isso. Mesmo que esteja nervoso, não pode sair descontando nos outros e estragando o que não é seu. Você precisa pensar primeiro, se controlar. Não poderia ter quebrado o manete do videogame do seu irmão. Agora, você precisa pagar um controle novo para o Bernardo com o seu dinheiro. Vou ajudar você a procurar, mas esse valor precisará sair do seu bolso".

Ele chorou muito, indignado por eu estar dizendo que teria que usar o dinheiro que havia se dedicado tanto para juntar. Realmente, ele havia feito um esforço imenso com o objetivo de comprar o iPad, mas o que eu estaria ensinando a ele se não mostrasse as consequências dos seus atos? Que está tudo bem quebrar coisas quando se perde a cabeça, e muito mais. Não era isso que eu queria. Então, falei que entendia a sua frustração, mas que era preciso lidar com as consequências do que havia acontecido.

Foi uma conversa muito franca, sem brigas ou gritaria, além de ter sido uma atitude completamente *intencional*. Foi fácil? É claro que não. Mas brigas de irmãos acontecem, e eu precisava mostrar tanto para o Rapha quanto para o Bernardo quais são as consequências de nossas ações quando fazemos algo errado. Claro que eu poderia apenas ter comprado um controle novo para o Bernardo, mas não o fiz. E isso ensinou muito aos dois. Ensinou sobre autorresponsabilidade, sobre consequências das nossas ações, sobre o que é certo e o que é errado. Ensinou sobre ponderar em momentos de raiva e, principalmente, sobre controle emocional.

Fiquei ao seu lado enquanto ele buscava um manete novo para comprar. E quando ele enfim conseguiu recuperar o dinheiro e terminar de juntar o montante de que precisava para comprar o iPad, foi uma alegria enorme! Ele entrou correndo no meu quarto para contar que tinha conseguido e dizia o quanto sentia orgulho do próprio esforço. Eu também fiquei muito orgulhosa. Até hoje ele comenta o que aprendeu a partir do que aconteceu. Ele sabe que foi persistente e continuou com foco no objetivo até atingi-lo.

Essa atitude *intencional*, essa análise até mesmo "fria" da situação é um passo importante e que precisa ser dado aqui. Pensei muito sobre trazer ou não essa história, mas fiz isso porque a mensagem que quero passar é muito poderosa: eu saí do piloto automático (não foi fácil para mim tomar aquela decisão), vi meu filho chorar e se frustrar pelo esforço que tinha feito para conseguir o dinheiro, mas naquele momento precisei ter consciência e olhar para dentro a fim de avaliar o que minhas ações proporcionariam de resultados aos meus filhos. Precisei dar um passo para trás ao mesmo tempo que olhava para a frente. Poderia ter sido mais protetora e ter comprado o manete sem questionar, poderia também ter sido mais branda e não ter feito absolutamente nada, mas escolhi fazer diferente.

E como eu fiz? Fui *autorresponsável*, trouxe *intenção* para a minha atitude, exerci *controle* e *influência* apenas no que era necessário e *monitorei* quando foi preciso. Esses são os cinco aspectos-chave que envolvem olhar para dentro.

Além disso, escolhi pegar uma situação aparentemente negativa e olhar para ela como uma oportunidade de desenvolver um comportamento positivo. Isso, inclusive, é algo que deve ser feito a todo momento com nossos filhos. Significa preparar o filho para a vida. A longo prazo, a minha condução criou valor para o comportamento dos meus filhos e foi algo feito com intenção, carinho, apoio e sem brigas. Foi feito a partir de uma tomada de consciência!

Agora é a sua vez! Pare um pouco e analise profundamente como está tomando decisões e o que isso pode estar gerando em seus filhos. Daremos esse passo de consciência de olhar para dentro a partir da análise de cinco aspectos: *autorresponsabilidade*, *intencionalidade*, *controle*, *influência* e *monitoramento*. Eles têm conexão direta com a metodologia apresentada e são temas a serem trabalhados durante todo o processo para que sejam equalizados. Assim, a chance de erros será menor, para que um bom resultado seja alcançado.

Autorresponsabilidade

Ao falar sobre autorresponsabilidade, refiro-me especificamente aos papéis dos pais e responsáveis; quero incentivar, com esse aspecto, que eles percebam que a responsabilidade de ajustar a condução dos filhos é deles. *Se agora já sei que todos erram e tomei essa consciência, o que posso fazer para melhorar?* Essa é a autorresponsabilidade que é preciso trazer para si.

QUANDO SE ENTENDE QUE NÃO EXISTEM PESSOAS PERFEITAS, É POSSÍVEL TAMBÉM COMPREENDER QUE NÃO EXISTEM PAIS OU MÃES PERFEITOS.

PAIS DESNECESSÁRIOS, FILHOS INDEPENDENTES
@LINAVALLERIA

Ter autorresponsabilidade é perceber que não existem outras pessoas que podem fazer esse movimento de mudança nem assumir esse papel para colocar em prática o que está sendo visto até aqui e o que será visto a partir de agora. Os pais e responsáveis são os únicos com poder de mudar. Essa tomada de consciência mostra que somos responsáveis pelo que foi feito até agora e seremos responsáveis pelo que será feito a partir daqui. Em outras palavras, autorresponsabilidade é criar a oportunidade de avaliar e agir em relação aos próximos passos.

Nesse sentido, vale reforçar algo que já falei, mesmo correndo o risco de ser repetitiva: o método é validado, ou seja, só não dará certo se não for aplicado. Atualmente, muitas pessoas buscam cursos e soluções para os problemas, mas poucas colocam os aprendizados em prática. Contudo, não existe mágica: não vai acontecer de você acordar um belo dia e encontrar os filhos transformados sem que algo tenha sido feito. E com essa clareza também vem a autorresponsabilidade. Não vai funcionar apenas se você não o fizer.

Intencionalidade

A segunda palavra-chave para olhar para dentro é intencionalidade; isso significa agir de modo intencional, saber e ter consciência do que está sendo feito, de como está agindo na condução dos filhos e o que isso está desenvolvendo neles. Intencionalidade é ter clareza das consequências disso. Sem clareza, não se parte para a mudança. É preciso avaliar como tem sido até agora. Será que você está agindo muito no automático? Será que essas atitudes estão desenvolvendo o melhor para seus filhos?

O ambiente de casa é determinante para desenvolver bom comportamento em crianças e adolescentes, por isso ser intencional é tão importante: querendo ou não, algo está sendo desenvolvido. Então, o que é melhor? Agir intencionalmente ou seguir no automático? Agir intencionalmente com certeza é melhor, assim você sabe com exatidão quais serão as características comportamentais desenvolvidas.

Muitas vezes, mesmo com as melhores intenções, mas inconscientes, é possível fazer o exato oposto do que deveria – ou gostaria de proporcionar como resultado. Muito bem-intencionados, pais, mães e responsáveis acabam agindo no automático, sem atenção ao que é feito, o que gera, como consequência, resultados que não caminham em direção à autoconfiança, autonomia, disciplina e várias outras qualidades que queremos desenvolver nos filhos.

Porém, é impossível ser intencional vinte e quatro horas por dia, sete dias por semana. Você concorda? É impossível ter atenção com absolutamente tudo o que é feito. Ser intencional, então, é olhar os pontos importantes e agir com base nisso.

Controle

Hoje, é comum que os pais exerçam controle excessivo sobre os filhos. Abordei esse tema com mais detalhes no Capítulo 3, mas quero trazer uma reflexão: esse controle desmedido não tem funcionado. É fundamental permitir que crianças e adolescentes ajam e tomem decisões adequadas à sua idade. Nenhum pai deseja ver o filho errar, sofrer ou se frustrar, mas essas experiências fazem parte do crescimento. Por isso, é essencial revisar e equilibrar a forma como esse controle é exercido.

Em uma das imersões que conduzi em 2024, recebi uma mãe que, quando foi analisar seu nível de controle sobre a filha, comentou comigo que sabia que controlava muito, mas tinha dificuldade de colocar isso no papel. Ela disse: "Lina, sei que controlo demais, mas não estou conseguindo escrever isso no *workbook*". Falou isso em frente a todos os participantes, e percebi pelas reações que muitos ali se identificaram. Atualmente, controlar demais é muito mais comum do que controlar de menos.

Algumas situações vão exigir controle, vão exigir proteção. Isso é normal. Porém, algumas vezes você vai precisar ter consciência para alterar – e diminuir – o nível de controle, para que seu filho tome decisões proporcionais à idade e desenvolva autonomia e independência. É preciso ajustar, portanto, o controle de acordo com cada situação, analisando os riscos envolvidos, a idade da criança ou do adolescente e o que será feito. Se o risco for pequeno, você deve controlar menos e até mesmo deixar que ele lide com as consequências.

Por exemplo, se é de responsabilidade do filho adolescente acordar para a aula no horário, mas ele não faz isso e acaba perdendo o dia da escola, você pode deixar que isso aconteça sem controle para proporcionar a ele a oportunidade de errar e aprender com os erros, instruindo em seguida sobre o que é certo e quais serão as consequências. Percebe como isso é completamente diferente de chamar a responsabilidade para você? Para ter disciplina, autonomia e comprometimento, ele precisa ter as próprias tarefas e responsabilidades.

Em resumo, se você controla demais, chegou o momento de ter consciência disso e assumir o compromisso de controlar menos quando os riscos envolvidos são calculados e não apresentam perigo. No dia a dia, é preciso dar espaço para que seu filho tome decisões, lide com as consequências e aprenda a superar desafios.

Influência

Todos nós, em maior ou menor intensidade, exercemos algum tipo de influência sobre nossos filhos. Por isso é preciso olhar para dentro e avaliar qual seria o nível de influência exercida.

Nesse aspecto, entra um conceito muito importante e que pode, no início, ser difícil de assimilar: como pais, devemos admitir que não sabemos tudo e que nossa experiência é importante, sim, mas muitas vezes não estamos certos. Precisamos entender que os filhos vivem épocas completamente diferentes das nossas, e é possível que o que deu certo para nós não vai dar certo para eles. Estamos falando de diferenças não apenas culturais, de costumes e responsabilidades, mas também em relação ao mundo tecnológico e digital. O modo como crescemos é totalmente diferente do modo como eles estão crescendo.

Isso significa, portanto, que o mesmo caminho que trilhamos pode não ser o caminho que eles queiram trilhar. A profissão que escolhemos pode não ser a profissão que eles queiram seguir – aliás, essa deve ser uma decisão deles. As decisões que tomamos ao longo da vida talvez não sejam as melhores decisões para eles. É possível que tudo seja diferente.

Assim, tudo o que falamos ou incentivamos nossos filhos a fazerem influencia as decisões que eles tomam, mas é preciso também dar espaço para que eles tenham as próprias opiniões e tomem decisões de acordo com o que acham que faz mais sentido para a própria jornada. Você e eu somos pessoas diferentes, do mesmo modo que você e seu filho ou sua filha também são pessoas diferentes. Então, por que o mesmo caminho bastaria? Talvez não seja o suficiente, e, sinceramente, muito melhor que não seja, afinal os filhos precisam entender o próprio potencial e ir em busca do que faz sentido para eles!

E deve ser assim nas pequenas e nas grandes decisões, em situações do dia a dia e nas que determinarão a vida toda. Nossos filhos têm de se conhecer para que possam tomar decisões de modo independente. Mas vale um lembrete: eles precisam ter liberdade para tomar essas decisões sem a influência exagerada dos pais, desde que seja um caminho bom e positivo. Nesse caso, está tudo bem influenciar menos e incentivar a autonomia.

Então, a partir de agora, é importante você ter essa consciência para entender em quais pontos deve ou não influenciar. Sempre que surgir dúvida, pense: é um bom caminho e posso deixar que ele tome essa decisão por conta própria? Se sim, não influencie. Se não, interfira. Dê espaço para que seu filho tome decisões. Isso é fundamental para o fortalecimento da autonomia e da autoconfiança.

Monitoramento

Sempre vamos monitorar nossos filhos, isso é um fato. É impossível abandonar, largar completamente o que eles estão fazendo, até porque nos preocupamos, amamos e queremos o melhor. Então sempre monitoraremos. Mas o monitoramento tem intensidades diferentes, e é nisso que precisamos nos debruçar.

No Capítulo 5, você terá a oportunidade de fazer o diagnóstico do seu filho para avaliar como ele se encontra em relação às características empreendedoras-base. Depois, no Capítulo 6, vou explicar cada uma delas e, logo em seguida, no Capítulo 7, você entenderá com mais detalhes o monitoramento que precisará ser feito.

Aqui, nesta etapa que o convida a olhar para dentro, quero que você já comece a pensar que provavelmente algumas características demandarão maior monitoramento. A intensidade desse acompanhamento, portanto, mudará conforme seu filho for se

Olhe para dentro   **83**

desenvolvendo em cada característica. Mas fique calmo: tudo será explicado de maneira simples, a fim de auxiliar você a colocar o que aprendeu em prática.

Vale lembrar que monitorar não é cobrar, não é repetir, não é ficar falando todos os dias o que precisa ser feito. Monitorar é traçar estratégias para acompanhar o que está sendo feito, é estimular o comportamento adequado e diminuir o monitoramento aos poucos, conforme esse comportamento for mudando.

Para finalizar, quero propor um exercício que ajuda a olhar para dentro. E mais: quero que você tenha consciência de que já faz bastante, mas pode fazer muito mais por eles! Faça isso sabendo que esse movimento é o que você pode dar de melhor para seus filhos, com amor, carinho e apoio. Você está fazendo a diferença na vida deles. Concentre-se, então, no quanto esses ajustes de condução vão proporcionar boas transformações para a vida dos seus filhos.

Exercício: começar-parar-continuar

Essa é uma ferramenta simples e poderosa que nos convida a olhar para dentro e para o que está sendo feito. Também nos ajuda a decidir o que mudar para então progredir.

A seguir, você verá uma tabela que divide as decisões em três categorias: o que se deve começar a fazer, o que se deve parar de fazer e o que se deve continuar fazendo. Assim, no espaço disponível para preencher, faça a análise de tudo o que aprendeu neste capítulo e preencha com suas reflexões.

Importante: não coloque ações generalizadas. Preencha com ações específicas. Assim ficará mais fácil identificar o que precisa ser ajustado. E não passe para a frente sem preencher, pois isso vai ajudar muito a colocar em prática o que fez sentido para você.

CONTINUAR (Ações e comportamentos)	PARAR (Ações e comportamentos)	COMEÇAR (Ações e comportamentos)

Olhe para dentro

[5]
CONHEÇA O PERFIL DO SEU FILHO

O processo de condução com meus filhos, Bernardo e Rapha, foi diferente em muitos aspectos, e foi apenas quando *os* observei lidando com o *mesmo* desafio que percebi quanto eram completamente *diferentes* – e como isso mostrava que eu também precisaria ajustar a condução deles de modo diferente, considerando as características, facilidades e dificuldades de cada um.

Sobre esse tema, existe uma história muito marcante. Talvez você se identifique com ela, principalmente se for pai, mãe ou responsável com mais de um filho – se não for esse o caso, utilize tais palavras como inspiração para os próximos passos.

Em termos mais práticos, sempre sonhei em ser mãe. Quando aconteceu, foi uma realização. O Bernardo nasceu quando eu tinha 27 anos, e o Rapha veio quase cinco anos depois. Eles são os meus maiores presentes, e tenho muito orgulho do que construíram e estão construindo. Mas eles são e sempre foram diferentes, o que fez com que meu marido e eu precisássemos fazer diversas adaptações em nossa rotina em ambos os casos. A verdade é que nós, pais, geralmente tentamos replicar parte do que fizemos com o primeiro filho na condução do segundo. Isso é normal, até porque, se deu certo, por que não manter? Essa era a lógica. O que nos esquecemos, por outro lado, é de que cada ser humano é um universo único, e isso vale para nossos filhos também.

Então, se havia feito determinados combinados com o Bernardo quando criança, imaginei que seria o mesmo com o Rapha.

Com o Bernardo, logo que ele aprendeu a ler e tinha tarefas de casa para fazer, eu me sentei para conversar sobre como, a partir daquele momento, ele faria os deveres sozinho, já que era capaz e usaria o que aprendeu na escola como base para isso. Falei também sobre como esperava que ele separasse diariamente um horário para as tarefas e que o nosso combinado seria feito a partir desse horário, mas que eu não ficaria repetindo o que precisava ser feito porque ele já tinha entendido e porque eu acreditava que ele conseguiria. Combinamos então que ele chegaria da escola e logo em seguida faria as tarefas de casa. Depois, poderia fazer o que quisesse para passar o tempo. Isso funcionou muito bem. Bernardo voltava da escola e, logo em seguida, corria para fazer as atividades. No restante da tarde/noite livre, escolheria o que fazer.

Na vez do Rapha, quando ele foi para a escola e passou a ter deveres de casa para entregar, imaginei que seria exatamente igual. Lembro-me de que pensei: *Vai ser fácil! Se com o Bernardo fiz esse combinado e deu sempre tão certo, com o Rapha faremos do mesmo modo e dará certo.* Mas não foi bem assim. Com o Rapha, esse mesmo combinado não funcionou. Comecei a perceber que ele chegava da escola mais cansado, física e mentalmente e, para ele, era muito mais difícil manter aquele horário para os deveres.

Ao perceber que aquele combinado não estava funcionando, chamei-o para uma conversa, principalmente para ouvi-lo, entender o que estava acontecendo e poder ajustar o que fosse necessário. Quando perguntei o que poderíamos fazer para mudar o que estava ruim, a sua resposta foi mais ou menos assim: "Mamãe, por que você não me deixa fazer o dever no dia seguinte da aula, assim que eu acordar? Essa vai ser a primeira coisa que vou fazer, e para mim será muito melhor".

Novo combinado feito! E perceba que poderoso isto: diferentemente do Bernardo, que tinha energia e disposição para fazer o dever depois da escola, para o Rapha essa tarefa era muito mais difícil simplesmente porque ele chegava mais cansado e ficava pesado fazer o dever em seguida. Então ajustamos. Foi ótimo!

Depois disso, ele passou a fazer os deveres na parte da manhã, e adaptei o combinado para que funcionasse considerando as especificidades do seu perfil, ou seja, do horário em que tinha mais facilidade e como ficava melhor para ele. Poderia apenas ter "batido o pé" e imposto que ele fizesse o dever logo que chegasse? Sim, poderia. Mas teria sido produtivo? Provavelmente não. As pessoas são diferentes, funcionam melhor em horários diferentes, são mais criativas e têm mais facilidade na resolução de problemas em momentos diferentes, então por que não olhar para cada perfil e flexibilizar, adaptar o que for necessário?

O mais importante foi que, com esse ajuste, eu estava desenvolvendo nele as mesmas características que considero tão importantes e que já trabalhava com o Bernardo. Mesmo com essa mudança, consegui desenvolver no Rapha disciplina, autonomia, autorresponsabilidade e outros pontos positivos; bastou uma adaptação de horário.

Algo interessante que meu marido e eu sempre observamos foi que, apesar de terem temperamentos diferentes, sempre recebemos feedbacks muito parecidos da escola para os dois, ou seja, as características que expliquei foram trabalhadas com ambos, mostrando que comportamentos são desenvolvidos. Ninguém nasce disciplinado ou comprometido. Isso é desenvolvido e incentivado.

Perceba que o processo de escuta ativa é importantíssimo. Como comentei no início do capítulo, quando temos mais de uma criança

Conheça o perfil do seu filho **89**

ou um adolescente dentro de casa, precisaremos fazer adaptações de condução para cada um deles, até porque somos únicos, e o que funciona para um não necessariamente funcionará para o outro.

Em resumo, crianças e adolescentes têm perfis diferentes. Cada um é um universo único com talentos, habilidades e também desafios que os tornam especiais. Você concorda? Se partirmos, portanto, da premissa de que temos perfis únicos, podemos também concluir que existem pontos *fortes* e *fracos* em cada um. Não há quem tenha apenas pontos fortes, tampouco somente pontos fracos. Assim é também com nossos filhos. Cada um tem o seu perfil.

Conheça o perfil do seu filho

Se queremos mudar o comportamento dos nossos filhos, é preciso primeiro entender o perfil atual deles, que será o ponto de partida, um norte que guiará os próximos passos.

Para ter essa referência e saber qual é o status atual de seu filho, quero indicar o Diagnóstico de Competências Empreendedoras, que desenvolvi. Ele é gratuito e deve ser feito agora, a partir do link disponibilizado a seguir.

Trata-se de uma ferramenta de análise do perfil comportamental a partir das seis características empreendedoras sobre as quais falaremos no próximo capítulo: autorresponsabilidade, comprometimento, disciplina, proatividade, autonomia e autoconfiança. Considerando as atitudes e os comportamentos do seu filho, é possível avaliar em qual nível de cada uma delas ele está atualmente.

Assim, ao preencher os dados, você terá acesso a trinta afirmações com base na definição do estado atual dessas caraterísticas. Leia cada uma delas com atenção e marque as respostas com sinceridade, indicando "nunca", "de vez em quando", "algumas vezes", "muitas vezes" e "sempre". Faça isso recordando como seu filho é no dia a dia: como ele se comporta, como toma decisões, como você percebe que tem sido a vida dele até agora.

Depois de finalizar, você receberá por e-mail o resultado do perfil atual para que tenha o registro e possa fazer o acompanhamento futuro, se necessário.

Para acessar o Diagnóstico de Competências Empreendedoras, aponte a câmera do seu celular para o QR Code ou digite o link no seu navegador.

www.linavalleria.com.br/diagnostico-de-competencias

E NÃO SE ESQUEÇA: SEJA SINCERO! O RESULTADO DO DIAGNÓSTICO DEPENDE DAS SUAS RESPOSTAS.

Com o resultado em mãos, quero que você faça a seguinte avaliação: qual foi o percentual de desenvolvimento de cada uma das características empreendedoras? Em qual nível está a autorresponsabilidade? Em qual nível está o comprometimento? E disciplina, proatividade, autonomia e autoconfiança? Qual é o maior nível dentre todas as características empreendedoras? E o menor? O que você achou do diagnóstico? Era o que você esperava?

Assim como comentei no capítulo anterior, o teste foi validado para mostrar um resultado preciso em relação às características empreendedoras, porém, pela minha experiência, possivelmente alguns pais sintam que não é bem assim. Em uma imersão, recebi uma mãe que tinha certeza de que o menor índice de desenvolvimento da filha era em *disciplina*, mas o diagnóstico mostrava que era *autoconfiança*. Durante o curso, depois do que aprendeu e das mudanças que fez, percebeu que o problema era mesmo a disciplina. A autoconfiança foi reforçada ainda mais como consequência.

Sendo assim, pense bem no resultado, no que significa cada característica e no comportamento do seu filho no dia a dia. Sem dúvida, ninguém o conhece melhor do que você. Com essa avaliação em mãos, a minha sugestão é que você escolha até *duas* características para começar a fortalecer. Pense em características que mais impactarão positivamente a vida do seu filho neste momento. Isso não significa que você não trabalhará as outras, até porque, muitas vezes, quando fazemos pequenas mudanças em pontos específicos, estamos também desenvolvendo outras características indiretamente relacionadas. Isso é completamente normal!

Quero também que você guarde esse resultado, porque, uma vez que começar a fazer mudanças de condução com foco nas características com índices mais baixos, você pode voltar daqui a algum tempo para refazer o teste e verificar qual é o novo perfil e o que será preciso ajustar em seguida. Esse processo, assim como comentei em outros momentos, é contínuo, até mesmo pelo fato de que vamos sempre buscar melhorar nossa condução e fortalecer essas características para contribuir para resultados melhores e em qualquer fase da vida.

Antes de avançarmos, entretanto, existe um detalhe fundamental que não pode ser ignorado: agora que você já sabe os pontos fortes e fracos do seu filho, ajuste a lente pela qual você olha para ele. Essa é uma oportunidade única para conhecê-lo melhor, então aproveite-a. Mas não faça isso comparando-o com outras crianças ou adolescentes, com amigos da escola, parentes, primos, irmãos ou até mesmo estranhos.

Durante as minhas imersões, costumo reforçar muito esse ponto, porque a comparação não traz nada de positivo nem leva a lugar algum. Não vivemos em uma competição, então por que comparar? Não devemos nem mesmo comparar nossos filhos com os irmãos (o que nem sempre é fácil), afinal cada um vive um processo único – vide a história com a qual escolhi iniciar este capítulo.

Então foque seu filho, suas potencialidades, concentre-se no que é positivo nele. Saiba que todos temos dificuldades e é completamente normal ter pontos que precisam ser ajustados. Aproveite esse momento para conhecê-lo mais, saber mais sobre as coisas de que ele gosta, como ele funciona, no que tem facilidade.

Aproveite para pensar em como ele se comporta, quais pontos fortes você enxerga e como você pode aproveitar ainda mais isso tudo para ajudar no desenvolvimento do comportamento que vai melhorar as características em níveis mais baixos. Mais uma vez: ajuste a lente pela qual você olha seu filho. Fazer isso é acreditar no potencial dele. Sei que ele tem pontos a melhorar; todos nós temos. Mas, independentemente do perfil, olhe para ele acreditando em seu potencial, mostrando que ele consegue fazer o que quiser.

Tenho, inclusive, uma história muito conectada a essa questão. Recebi, na imersão de novembro de 2024, um pai sensacional cujo filho estava com 6 anos. Quando conversamos, ele contou que o menino era muito inteligente, mas tinha um perfil mais introspectivo, estudioso, até mesmo um pouco "nerd". Não gostava de praticar esportes, e por conta disso esse pai concluiu que o garoto não se daria bem no futebol.

Esse pai, portanto, por achar que conhecia completamente a criança, assumiu para si que o filho jamais gostaria de jogar futebol ou se daria bem no esporte. Internalizou que isso era o esperado com base no comportamento do filho. Mas veja que interessante: durante a imersão, ele percebeu que esse "pré-julgamento" era completamente infundado. De onde tinha tirado isso? O filho nunca tinha tentado jogar futebol, o pai nunca tinha dado a possibilidade para que ele tentasse, como então saberia se daria certo ou não? Era impossível.

Então esse pai fez um movimento muito importante nessa circunstância: mudou a mentalidade, matriculou o filho em uma escolinha de futebol, e o garoto adorou a prática do novo esporte. Deu uma oportunidade ao menino para que ele mesmo descobrisse do que gostava ou não, sem julgamentos, sem definir no que ele era bom ou não ainda pequeno. Isso é tão poderoso! Não significa que o garoto vá ser um grande jogador de futebol no futuro. Talvez seja, talvez não. Mas a atitude de dar a possibilidade de ajustar as lentes pelas quais estava olhando a criança abriu espaço para o novo, para a experimentação, para que novas habilidades pudessem ser desenvolvidas. Esse pai aproveitou a oportunidade de conhecer mais sobre o perfil do filho, e assim deixá-lo testar e aprender coisas novas. Enxergou seu potencial além do que parecia "óbvio".

Desse modo, guarde o resultado do diagnóstico e não tenha expectativas sobre ele. Sejam lá quais tenham sido os valores em cada característica, fique tranquilo. Está tudo bem! Todos temos pontos de melhoria, e é neles que você vai trabalhar a partir de agora. O desenvolvimento dessas características faz parte do processo de construção de resultados melhores para qualquer fase da vida dos filhos. Quanto mais cedo você tiver essa consciência e clareza, melhor será.

O próximo passo será entender mais sobre cada uma das características, e já adianto: faça essa leitura com leveza, trazendo para a consciência o que está sendo feito e o que precisa ser mudado.

Falarei sobre o que é, o que desenvolve, como funciona, como é possível incentivar e quais riscos corremos ao não fortalecer essas características. É claro que você vai precisar fazer adaptações dentro do seu contexto. Mas aplicar é indispensável. Aja de modo leve e prático, com pequenos ajustes e fortalecendo uma ou duas características que considere mais importantes para serem desenvolvidas neste momento.

Para ajudar nesse processo, faça o exercício a seguir.

Exercício: resultado do diagnóstico

Anote a seguir o resultado do Diagnóstico de Competências Empreendedoras. Em seguida, escreva quais são as características que pretende começar a fortalecer depois da leitura dos próximos capítulos.

Parte I: Resultado geral

Autorresponsabilidade: _____%

Comprometimento: _____%

Disciplina: _____%

Proatividade: _____%

Autonomia: _____%

Autoconfiança: _____%

Parte II: Características que precisam de fortalecimento imediato

Característica 1: _____

Característica 2: _____

[6]
AS 6 COMPETÊNCIAS EMPREENDEDORAS

A partir de agora, vamos falar sobre cada uma das característi- cas empreendedoras que podem ser desenvolvidas em crianças e adolescentes – basta que sejam feitos ajustes de condução para que isso aconteça. Você verá, então, que dividi este capítulo em três partes, e cada uma delas compreende duas carac- terísticas específicas que estão interligadas. Isso acontece porque, muitas vezes, ao desenvolver uma característica, você desenvolve outra por consequência. Por exemplo, ao fazer mudanças de con- dução para desenvolver *disciplina*, desenvolverá *comprometimento*, já que são pontos interligados.

Além disso, outro ponto importante é que as abordarei na or- dem que entendo que faz mais sentido, pensando na apresenta- ção no capítulo e no trabalho que tenho desenvolvido com pais e filhos ao longo dos anos. Porém, minha sugestão é que você faça a leitura de tudo, avaliando, é claro, as duas características que pretende começar a desenvolver (ver exercício do capítulo ante- rior), descobertas a partir do perfil do seu filho, mas faça a leitura também com a certeza de que poderá conhecer um pouco me- lhor cada característica e implementar mudanças benéficas para o desenvolvimento dele. Ainda dentro de cada parte, após a ca- racterística, você vai perceber que deixei um checklist com suges- tões de mudanças a implementar. Não é obrigatório seguir o que está ali, mas use-as como insight para pensar em como colocá-las em prática.

Então, como já é esperado, lembre-se de que essas mudanças de condução podem gerar *desconforto*, principalmente se seus filhos já forem pré-adolescentes ou adolescentes, porque você vai precisar, de fato, implementá-las. Se seu filho for criança, você talvez esteja no processo de criar uma rotina, o que nem sempre gera desconforto. É possível, porém, que seja desconfortável no início tanto para você quanto para seus filhos. Mas é importante entender que esse desconforto, uma vez vencido, é recompensado no futuro, até porque você já sabe que as consequências são muito piores quando essas características não são desenvolvidas.

A boa notícia é que crianças e adolescentes respondem muito mais rápido às mudanças de comportamento do que os adultos. Assim, se você persistir nos ajustes, se praticar o que aprender com consistência e constância (assunto que abordaremos em mais detalhes no próximo capítulo), seu filho ou sua filha vai começar a mudar e se ajustar também aos novos combinados. No fim das contas, você verá que isso vai fazer bem a todos da família.

Por último, antes de seguirmos adiante, quero (re)lembrar algo: sei que você está – e sempre esteve – muito bem-intencionado, mas agora já sabe que isso não é o bastante. Temos muitos afazeres, uma agenda cheia, mas, enquanto pais, mães e responsáveis, nosso objetivo maior precisa ser preparar os filhos para a vida. E não existe outra maneira de fazer isso senão deixarmos que eles precisem cada vez menos de nós. Então permita-se fazer ajustes e colocar tudo em prática.

Parte 1: Assumir responsabilidades e se comprometer
Autorresponsabilidade e comprometimento

Autorresponsabilidade

Na minha opinião, não poderíamos começar com outra característica. A autorresponsabilidade é o ponto de partida para qualquer pai, mãe ou responsável que queira mudar a vida de crianças e adolescentes. E, para confirmar a importância, quero que pense em alguém próximo a você que não tem autorresponsabilidade. Você não precisa me contar quem é, qual é a profissão, como está a vida, o que faz e se é bem-sucedido hoje; pode guardar para você essas informações, mas aposto todas as minhas fichas que é uma pessoa que não deslanchou, que vive a vida culpando os outros pela própria falta de sucesso e que se faz de vítima em muitos momentos. Acertei? Não há mágica: se alguém decide mudar, precisa começar pela autorresponsabilidade.

Ter essa característica significa assumir a responsabilidade pelas próprias ações, pelas decisões tomadas e pelos consequentes resultados gerados. Com ela, estamos ensinando a nossos filhos que não somos perfeitos, e por conta disso precisamos sempre buscar melhorar quem somos. Ensinamos também que somos os únicos responsáveis pelo que nos acontece. Isso nos torna bem-resolvidos conosco, nas relações interpessoais, no trabalho e na vida. É algo que dá a possibilidade de ter resultados melhores em todas as áreas e conquistar o que desejamos. Até porque, se entendemos que somos responsáveis por nossas decisões e ações, buscamos melhorar o que for necessário para avançar.

Por outro lado, sem autorresponsabilidade, o indivíduo – nesse caso, a criança ou o adolescente (até porque os sintomas negativos

As 6 competências empreendedoras   **99**

aparecem desde cedo) – sempre responsabiliza terceiros pelos seus resultados e por tudo o que acontece, de maneira geral. Se a responsabilidade é do outro, não há nada a se fazer, porque é assim que a vida e o mundo funcionam. E, quando os pais fazem demais pelos filhos, acabam tirando parte da responsabilidade deles, pois, inconscientemente, eles começam a dividir a responsabilidade com os pais, acreditando que os adultos também são encarregados de suas atividades, ações e escolhas.

Além disso, a falta de autorresponsabilidade na vida adulta pode ser, muitas vezes, reflexo de uma infância que não permitiu o erro. Quando a criança cresce em um ambiente intolerante ao erro, muito rígido e controlador, tende a não desenvolver autorresponsabilidade e, por consequência, vai carregar isso para a vida adulta. A lógica para que isso aconteça é simples, vamos pensar juntos: se o erro é malvisto, a criança ou o adolescente passa a associar que não pode contar que errou porque sofrerá consequências muito severas. Automaticamente, entende que é melhor falar que não foi o responsável pelo que aconteceu, para não sofrer as consequências. Tira a responsabilidade de si por medo de ser punido e carrega essa mesma atitude por toda a vida.

Por outro lado, se a criança cresce em um ambiente onde o erro é visto como aprendizado, acontece o oposto: está tudo bem errar, e na próxima vez é possível fazer diferente. Vivemos em um mundo digitalizado. Há muita informação nas redes sociais e inúmeras matérias sobre a importância de enxergar que *ninguém é perfeito e todo mundo erra*, então por que não permitir que as crianças errem também? Errar e aprender faz parte da vida de todos, inclusive da dos nossos filhos. E quando erramos, precisamos assumir com responsabilidade o nosso erro.

Assim, para desenvolver autorresponsabilidade, em primeiro lugar é preciso parar tanto de dividir com seu filho tarefas que são de responsabilidade dele quanto de repetir incansavelmente as orientações.

É bem provável que ele esteja acostumado a ouvir, todos os dias, tudo o que precisa ser feito. Contudo, isso tira a autonomia e a responsabilidade das atividades que precisa desenvolver por si mesmo. Veja, quando você repete o comando, acaba dividindo com ele a responsabilidade da tarefa. Ao passo que, ao fazer combinados – falaremos disso logo adiante – do que é de responsabilidade de cada um, está deixando as tarefas claras. Você deve permitir, inclusive, que ele erre e assuma as consequências do erro – proporcionais à idade. Isso é autorresponsabilidade.

Se o combinado era que seu filho fizesse o dever de casa, mas ele não fez, é importante que enfrente as pequenas consequências previamente combinadas quanto a isso. Ele precisa aprender a lidar com os efeitos de suas ações para desenvolver senso de responsabilidade.

Há, portanto, muitas maneiras de praticar a autorresponsabilidade. Um exemplo muito simples: deixe que seu filho faça o dever de casa sozinho. Isso não significa que você não vá apoiá-lo ou ajudá-lo, se necessário, e sim que permite e o incentiva a fazer sozinho, e da melhor maneira possível. Essa é uma ação tão simples e com um ganho tão grande que é até difícil colocar em palavras a importância de dar essa autonomia às crianças e aos adolescentes. Além da autorresponsabilidade, desenvolve disciplina e comprometimento.

Assim, para implementar essa mudança de condução, em primeiro lugar precisa existir um acordo entre pais ou responsáveis e filhos, ou seja: você deve explicar essa mudança e o motivo. Pode falar, inclusive, que o dever de casa é reflexo do que ele aprendeu em sala de aula, portanto ele consegue fazer sozinho. Essa também é uma das maneiras de estimular e mostrar que ele dá conta, consegue fazer o que foi proposto. Mais importante do que o dever sair perfeito é ele fazer o melhor que pode e aprender com isso.

Então, combine um horário e monitore, mas lembre-se de que o dever de casa é uma responsabilidade dele, e não sua. Fale também que você estará ali para apoiar e tirar eventuais dúvidas, porém sempre trago uma orientação – e dica! – importantíssima para esses casos: se a dúvida aparecer, escute ativamente, mas antes de explicar diga a ele que faça o exercício como entendeu e que depois você vai corrigir o que foi feito. Na maioria das vezes, a tarefa estará certa. É maravilhoso e poderoso!

Se ele pergunta e você logo explica, o aprendizado de interpretação e tentativa e erro se interrompe. Uma das queixas mais comuns que escuto de professores universitários é sobre a dificuldade enorme que os alunos têm de interpretar texto: é unânime! Então, pense comigo: como os nossos filhos podem aprender a interpretar um texto se ficamos, constantemente, lendo, explicando e interpretando por eles? Se não damos a oportunidade para que eles leiam e façam como entenderam? É impossível.

Em seguida, ainda no que se refere à autorresponsabilidade e a essa mudança de condução em relação às tarefas de casa, você pode explicar que, além de a tarefa ser um dever dele, fazer prova em sala de aula será como fazer a tarefa. Muitas crianças sentem ansiedade e insegurança de serem submetidas a provas, mas, em muitos casos, provas são iguais a tarefas de casa. Se ele fizer sozinho, provavelmente não sentirá essa ansiedade e ficará mais autoconfiante. Perceberá que dá conta do recado e não há o que temer.

Como consequência dessa mudança, a mensagem passada é: "Eu posso e consigo fazer sozinho. Eu consigo, sou capaz".

Por último, para fechar o tópico da autorresponsabilidade, que é também o mais extenso, quero trazer mais um exemplo prático de como exercitar essa caraterística no dia a dia, a partir de uma história que ouvi de uma mãe. Ela contou que sempre fez tudo pelo filho. Se ele precisava de algo, ela resolvia. Depois da imersão, decidiu fazer mudanças e novos combinados dentro de casa para que ele, já com 16 anos, tivesse mais responsabilidade.

Não foi fácil, é claro. Ela contou algo que aconteceu depois dessa mudança e tem tudo a ver com o tema: era uma semana importante para o rapaz, e ele precisava fazer a inscrição em um campeonato de que participaria. Em outros momentos, ela faria isso para o filho, mas, depois do que aprendeu, percebeu que não poderia mais, e o combinado já estava feito, isto é, as cartas já estavam na mesa das mudanças que aconteceriam dali para a frente.

À noite, quando chegou em casa, o filho comentou que não tinha feito a inscrição e pediu que ela fizesse. A mãe disse que não faria, mantendo-se no plano, e ele reagiu: "Se você não fizer e eu não participar por causa disso, a culpa será sua". Com muita calma, ela me contou que a réplica foi: "É sua responsabilidade, você deve fazer a inscrição se quiser participar. Se não fizer, não participará". Veja a importância dos novos combinados e da autorresponsabilidade. Agora tente adivinhar o que aconteceu. Simples! Ele fez a inscrição. Uma vez que os limites foram acordados e as consequências estavam claras, ele tomou uma atitude.

Checklist: autorresponsabilidade

> NÃO SE ESQUEÇA: ESSA É APENAS UMA SUGESTÃO E VOCÊ PRECISARÁ ADAPTÁ-LA À REALIDADE DO SEU FILHO E DA SUA FAMÍLIA.

A seguir, alguns exemplos de ações simples cujo objetivo é ajudar a entender como implementar a característica no dia a dia.

- Quando seu filho cometer um erro, se necessário, converse com ele e o auxilie a identificar o que ele precisa melhorar para que esse erro não se repita.
- Faça combinados para que as atividades que são de responsabilidade dele sejam realizadas sem que você precise lembrá-lo – e monitore.
- Quando ele obtiver um resultado – positivo ou negativo –, auxilie para que reconheça e identifique o próprio esforço e as atitudes que levaram ao resultado.
- Não permita que ele culpe alguém quando algo sob sua responsabilidade não der certo.
- Se ele chegar atrasado a um compromisso, como uma aula, porque perdeu o horário, estimule-o a se reprogramar, chegar à escola, assumir o que houve (falar a verdade), assumir as consequências (por exemplo, esperar o próximo horário para entrar) e, se for o caso, argumentar.
- Atribua algumas responsabilidades a ele, de acordo com a idade, por meio de combinados.

Bônus da autorresponsabilidade: como fazer combinados

Antes de avançar para a próxima competência empreendedora, quero deixar uma ferramenta como bônus que poderá ser utilizada não apenas aqui, na autorresponsabilidade, mas também em todas as outras características sobre as quais falaremos em seguida. É uma ferramenta para ajudar você a fazer combinados, afinal não aprendemos a fazer isso. Temos dificuldade. Assim, para implementar mudanças e fazer combinados com seus filhos, quero sugerir o passo a passo a seguir.

1. Faça com que seja uma conversa amigável

Explique o que ele precisa melhorar e o escute com atenção. Para que a conversa seja amigável, tanto você quanto seu filho devem estar calmos e tranquilos: isso significa que combinados não funcionam quando os ânimos estão alterados. Não adianta tentar combinar algo em um momento de muito estresse, porque não vai dar certo.

2. Encontre uma solução

Toda conversa que envolve melhoria ou mudança de condução precisa ser levada de modo que a solução seja o ponto principal do papo. Não há uma regra fixa sobre como fazer isso, então pode ser apenas cada um falando ou anotando as ideias e soluções possíveis para o que está acontecendo. Além de os pais falarem, é importante que os filhos também possam sugerir opções.

Depois, dentro de tudo o que foi colocado, pais e responsáveis precisam ponderar com os filhos: o que eles estão dispostos a fazer que atenderá os dois lados? É importante que o filho esteja disposto para que o combinado seja cumprido, mas também que você concorde e seja algo que faça sentido para ambos; só assim a mudança pode ser efetiva. É necessário, então, chegar a um acordo que seja bom para todos.

Em alguma medida, será preciso ceder. Muitas vezes, os combinados não serão exatamente como você imagina. Você se lembra da história que contei no capítulo anterior sobre a diferença de perfil

As 6 competências empreendedoras **105**

dos meus filhos? Se somos diferentes, os combinados funcionarão de modo diferente para cada um. Mas não basta apenas ceder, é preciso encontrar um meio-termo que funcione.

3. Combine prazos e horários específicos

Se você está fazendo um combinado sobre uma atividade em casa que precisará ser feita, deve estipular um prazo para que isso aconteça. Os adultos, quando têm uma tarefa sem prazo, costumam procrastinar, certo? Crianças e adolescentes tendem a fazer o mesmo. Então, estipule prazos e horários, por exemplo, em qual horário ele fará as atividades escolares.

4. Deixe bem claras as pequenas consequências

Se o que está sendo combinado não for feito, qual é a consequência disso? Vale reforçar que estou falando de consequências pequenas. Até porque, se forem pequenas, fica mais fácil de aplicar e seguir em frente com o que foi acordado. O objetivo não é punir, e sim educar.

Essa consequência serve para mostrar que algo precisa ser feito e, se isso não acontecer, haverá consequências. Se o combinado não for cumprido, não deixe de aplicar a consequência. Filhos nos testam para ver nossos limites e se estamos falando sério, então é importante manter a palavra do que foi combinado. E você, pai, mãe ou responsável, pode adaptar esse item de acordo com o próprio contexto, até porque conhece seu filho melhor do que ninguém. Qual é a miniconsequência que pode existir no combinado para que ele faça sentido?

Combinar consequências pequenas dá a você a possibilidade de não brigar pelo que aconteceu e encorajar uma atitude diferente. Por exemplo, vamos imaginar que você tenha combinado com seu filho que, se ele não fizer a tarefa de casa, não poderá jogar videogame nesse dia. Se o combinado não acontecer, em vez de brigar com ele, você pode comentar: "Filho, nós combinamos a consequência para o caso de você não fazer a tarefa, então hoje realmente você não pode jogar, mas tenho certeza de que amanhã vai ser diferente porque vai cumprir com o combinado". Percebe a diferença entre brigar e encorajar a mudança?

5. Monitore

Combinados precisam ser monitorados, e não cobrados. E como isso é feito? Perguntar "Você já fez a tarefa hoje?" é completamente diferente de "Como foi a tarefa hoje?". Na primeira pergunta, você está cobrando o combinado, assumindo a responsabilidade para si, e pode até mesmo correr o risco de, quando a tarefa não for feita, seu filho responder: "Não fiz porque você não me lembrou". Já na segunda pergunta, você está monitorando o que aconteceu, perguntando como foi, como ele se saiu. Automaticamente, está dando abertura para que ele fale o que foi feito ou não.

Armadilhas dos combinados

A) Controle a expectativa; fique aberto, pois provavelmente precisará ceder em algum ponto. O mais importante é sair dessa conversa com algo específico e palpável, e ambos estarem dispostos a fazer algo para que as coisas aconteçam de modo diferente.

B) Escute o que seu filho tem para falar: coloque-se no lugar dele e esteja aberto às suas ideias.

C) Não julgue ou critique o que ele disser. Tente entender a sua visão de mundo.

D) Estipule horários ou prazos.

As 6 competências empreendedoras **107**

Comprometimento

Diretamente ligado à autorresponsabilidade, o comprometimento é a capacidade de cumprir com o que foi combinado, puxando a responsabilidade para si.

Pessoas que não são pontuais não passam comprometimento, assim como aquelas que não cumprem com combinados; pessoas que faltam a compromissos (como a uma aula) sem motivo também demonstram falta de comprometimento. Todos temos responsabilidades e precisamos estar comprometidos com elas. Muitas vezes, por falta de consciência, nem percebemos o quanto pequenas atitudes influenciam negativamente o comprometimento.

Essa virada de chave aconteceu com uma mãe que fez a imersão. Enquanto conversávamos, ela confessou que sempre chegava dez ou quinze minutos atrasada a seus compromissos, e que, quando deixava a filha na escola, estava sempre alguns minutos atrasada. Explicou que, para ela, isso era normal. Depois que entendeu como o comprometimento é importante e as consequências negativas da falta dele na vida da filha, reprogramou a rotina para ser mais pontual e passou a sair de casa mais cedo para levar a filha à escola, mostrando a importância da pontualidade.

Outro exemplo simples da importância do comprometimento pode ser visto nos projetos escolares. Se a escola propõe uma atividade em equipe, por mais que seu filho ou sua filha cumpram a parte que lhes cabe, é importante mostrar que precisam estar comprometidos também com o resultado do trabalho como um todo. Isso significa que, em vez de apenas fazerem a própria parte, podem olhar o todo e ajudar algum amigo que está com dificuldade, contribuindo assim para um resultado mais satisfatório.

Por fim, um último exemplo sobre comprometimento (que rendeu até mesmo um vídeo para o meu perfil no Instagram há algum tempo) é o modo como os pais agem nos grupos de WhatsApp da escola. O que mais vejo são pais que fazem tudo pelos filhos: perguntam para quando é o dever, para quando é o trabalho, qual é a leitura que precisa ser feita, qual é a data das provas e por aí vai.

Sei que corro o risco de trazer à tona um assunto polêmico, mas, fazendo isso de modo consciente, porque essa dinâmica precisa mudar, lamento informar que pais com essa postura estão tirando dos filhos a responsabilidade e o comprometimento que eles devem ter com as próprias tarefas. Seu filho precisa estar comprometido com as obrigações escolares. Precisa saber a data de entrega das atividades e das provas. Se a dificuldade com prazos é uma questão, você pode comprar uma agenda ou caderneta para ele e mostrar como deve usá-la – o que, aliás, é um ótimo aprendizado.

Em resumo, mudar a dinâmica do comprometimento requer essas e outras pequenas atitudes que mostram a necessidade de se comprometer, cumprir os compromissos e assumir responsabilidades.

Checklist: comprometimento

A seguir, alguns exemplos de ações simples para você entender como implementar a característica no dia a dia.

> NÃO SE ESQUEÇA: ESSA É APENAS UMA SUGESTÃO E VOCÊ PRECISARÁ ADAPTÁ-LA À REALIDADE DO SEU FILHO E DA SUA FAMÍLIA.

- Ensine desde cedo e monitore para que seu filho chegue pontualmente aos compromissos e entregue trabalhos escolares no prazo.
- Não falte a compromissos, a não ser que tenha um motivo importante.

- Quando seu filho estiver fazendo uma tarefa em grupo, mostre que ele tem que se envolver com o resultado, e não somente com sua parte.
- Quando ele precisar enfrentar um desafio – como uma prova, um campeonato, ter que falar em público, por exemplo –, estimule-o a se comprometer e treinar para ter um bom resultado. Explique a importância da atividade que ele tem que fazer no momento e o objetivo dela para gerar mais comprometimento.

Parte 2: Fazer o que precisa ser feito e ter iniciativa
Disciplina e proatividade

Disciplina

Ao falarmos sobre disciplina, em um primeiro momento é válido mencionar que a falta de disciplina é uma das queixas mais comuns em adultos. Você, por exemplo, gostaria de ser mais disciplinado? Quando pergunto aos pais, a imensa maioria responde que sim. Então por que não ensinar aos filhos?

Ter disciplina envolve foco e consistência para fazer o que precisa ser feito, mesmo que isso não seja tão prazeroso quanto se gostaria. É aprender a lidar com rotina, regras e limites, bem como cumprir compromissos, gerir o tempo; até mesmo lidar com as frustrações quando algo não acontece como esperado e adaptar se necessário. A disciplina é uma competência que ajuda a evitar a procrastinação; com ela, os filhos chegam mais longe, e a vida é mais leve. Eles fazem o que deve ser feito, gostando ou não, apenas pelo fato de que entendem as obrigações. E isso independe da idade.

Quando meus filhos eram mais novos, costumávamos ir para o sítio da família nos fins de semana durante o verão e convidávamos alguns amigos do Rapha e do Bernardo para que brincassem juntos. Eram momentos muito felizes. Comprávamos muitos picolés para deixar no congelador, e eles podiam passar o dia todo brincando. Em uma dessas vezes, recebi uma ligação do pai de um amigo do Bernardo para falar que o filho não poderia ir conosco naquele fim de semana porque não tinha feito a tarefa de casa durante a semana. No fundo da ligação, eu podia ouvir a criança chorando, ressentida por perder essa oportunidade de brincar e passar tempo com os amigos.

Então eu pergunto a você: de quem é a vida mais leve, da criança que fez a tarefa de casa e pôde aproveitar o fim de semana brincando com os amigos ou da que não fez e precisou fazer no sábado e no domingo? Em outros termos, isso é ter disciplina. Ao não combinarmos horários e não incentivarmos a disciplina, estamos mostrando à criança e ao adolescente que não há problema em deixar para depois, em procrastinar. Porém, as consequências chegam – assim como aconteceu com o amigo dos meninos –, além de a vida ficar bem mais estressante.

Retomando um exemplo que ilustra muito bem essa questão: você se lembra da história que contei na introdução sobre o pai que não acordava a filha para a natação em dias frios e chuvosos porque ficava com pena dela? Isso desenvolve falta de disciplina.

Quero, no entanto, fazer um contraponto importante sobre dois conceitos diferentes que não podem ser confundidos: ter disciplina é diferente de promover um ambiente disciplinador. Esse último, por sua vez, não se conecta com nada do que estou trazendo. Em um ambiente disciplinador, a criança é tolhida, não pode se expressar, perguntar e argumentar, tampouco ter a liberdade de errar. Mas agora você já sabe: não há nada de errado em argumentar. Desde que feito com respeito, perguntar e trazer os próprios pontos deve ser um comportamento aceito e até estimulado dentro de casa, porque torna o ambiente um espaço aberto ao diálogo.

Assim, para desenvolver a característica da disciplina, uma sugestão que deixo é incentivar a prática de esportes desde cedo – ou quanto antes. Esportes são ótimos para desenvolver essa característica, porque é preciso treinar regularmente, cumprir horários e se esforçar para melhorar. Com os esportes, os filhos desenvolvem autoconfiança, disciplina e comprometimento, além de mostrar que eles podem fazer o que quiserem; mesmo que não sejam tão bons naquela modalidade, basta treinar para se desenvolver. Quando aplicada com regularidade, a prática do esporte se transforma em um ótimo estilo de vida.

Com meus filhos, por exemplo, nosso combinado foi que eles precisavam escolher no mínimo dois esportes para praticar regularmente, e não colocamos limites caso quisessem escolher outros. O Bernardo escolheu futebol; apesar de não ser muito bom no início, com a constância do treino e a disciplina, ele conseguiu se desenvolver e acabou se destacando muito. Depois, quando se mudou para outra cidade na época do Ensino Médio, uma das primeiras coisas que fez foi se matricular para continuar praticando futebol, ou seja, a disciplina da prática desde cedo fez com que tivesse um estilo de vida muito saudável. O Rapha, da mesma forma, dedicou-se muito ao futebol e se destacou bastante. A segunda escolha de ambos foi o taekwondo, no qual são faixa preta.

A DISCIPLINA É UMA COMPETÊNCIA QUE AJUDA A EVITAR A PROCRASTINAÇÃO; COM ELA, OS FILHOS CHEGAM MAIS LONGE, E A VIDA É MAIS LEVE.

PAIS DESNECESSÁRIOS, FILHOS INDEPENDENTES
@LINAVALLERIA

Checklist: disciplina

A seguir, alguns exemplos de ações simples para você entender como implementar a característica no dia a dia.

> NÃO SE ESQUEÇA: ESSA É APENAS UMA SUGESTÃO E VOCÊ PRECISARÁ ADAPTÁ-LA À REALIDADE DO SEU FILHO E DA SUA FAMÍLIA.

- Juntamente com seu filho, estabeleça um quadro de horários, para que ele tenha uma rotina para realizar suas atividades.
- Ensine que primeiro vem a responsabilidade e depois o lazer. Mesmo que esteja chovendo ou frio, ou que ele esteja cansado, mostre que precisa comparecer às atividades – salvo situações com justificativas reais.
- Estabeleça combinados para que ele faça as atividades escolares assim que forem solicitadas, e não perto da data de entrega.
- Estimule a prática regular de esportes.
- Quando ele pedir para interromper alguma atividade ou esporte, se não for um caso extremo, como repulsa ou sofrimento, estimule-o a continuar.

Bônus da disciplina: quadro de atividades

Para ajudar no processo de construção de disciplina, você pode montar com seu filho um quadro de atividades com responsabilidades e pontuações. Assim, coloque as tarefas na coluna "eu vou" e depois estabeleça em quais dias será realizada. Depois, defina uma pontuação para as tarefas e, no fim da semana, faça a avaliação do andamento e vá preenchendo o quadro.

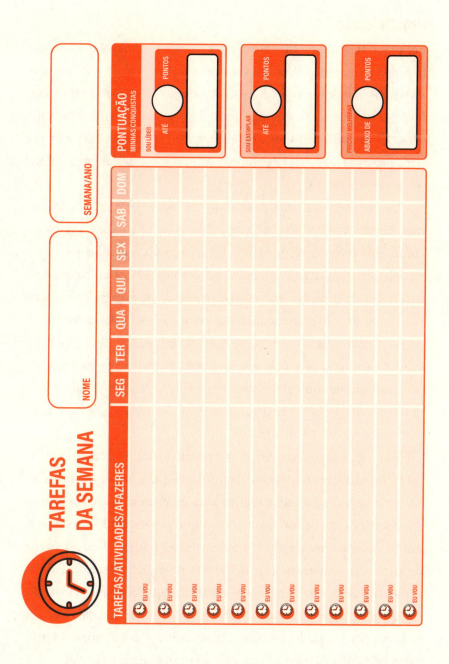

As 6 competências empreendedoras 115

Proatividade

Ter proatividade é ter iniciativa, fazer primeiro ou antes que alguém faça por você, antecipar necessidades, resolver problemas e assumir responsabilidades sem precisar ser lembrado disso com frequência. Hoje, infelizmente, o que mais vejo é falta de proatividade em jovens. Como adultos, sabemos quão ruim é conviver com alguém nada proativo, precisar falar tudo, pedir tudo e explicar em detalhes o que deve ser feito.

Assim, para que uma criança ou um adolescente tenha iniciativa, deve primeiro existir espaço para isso. Ou seja, é seu papel como pai, mãe ou responsável dar espaço ao seu filho para que ele seja proativo, tenha iniciativa e até mesmo peça ajuda quando necessário. É preciso abrir espaço para que ele faça as coisas sem você apontar constantemente o que deve ser feito. Muitas vezes, na pressa do dia a dia, a tendência é tentar minimizar o cansaço e fazer pelos filhos, mas, para desenvolver a proatividade, é preciso mudar. Se continuar fazendo as coisas por seu filho, ele sempre vai esperar que tudo chegue em suas mãos, que digam o que ele tem que fazer, e dificilmente vai correr atrás do que quer.

Em seguida, para desenvolver a proatividade, é necessário compreender também que todos temos perfis mais ativos ou reativos. Talvez a pessoa seja mais proativa para determinados temas e mais reativa para outros; isso acontece porque proatividade e reatividade não costumam ser características fixas, podem variar a partir de contextos, experiências e diferentes níveis de interesse. Podem variar inclusive em função da segurança que sentimos ao realizar determinadas atividades. Por exemplo, uma criança pode ser proativa em atividades escolares, mas reativa para organizar os próprios brinquedos, mesmo que essa seja uma tarefa essencial. Isso é completamente natural. O importante é dar espaço para a proatividade e incentivar esse comportamento.

Nesse sentido, se descobrir que proatividade é uma das características que mais precisam ser desenvolvidas, em primeiro lugar você deve falar com seu filho sobre o que tem que mudar e por qual motivo isso vai acontecer. Essa conversa é importante em muitos momentos, mas aqui, como estamos falando sobre coisas que você não fará mais para ele e sobre a abertura de espaço para que seu filho tenha iniciativa, é uma conversa ainda mais importante.

Por último, para trazer um exemplo prático de proatividade, vamos imaginar que a escola indicou a leitura de um livro. Combine com seu filho que ele deve providenciar isso. Você não vai simplesmente comprar o livro e entregá-lo nas mãos dele, portanto ele vai precisar pensar em uma maneira de resolver, procurando o exemplar na biblioteca da escola ou pegando emprestado com um amigo. Só em último caso, se o livro não for encontrado, você poderá comprar. Faça isso enquanto apoia e ajuda, mas dê espaço para a proatividade de buscar soluções para essa tarefa.

Checklist: proatividade

A seguir, alguns exemplos de ações simples para você entender como implementar a característica no dia a dia.

> NÃO SE ESQUEÇA: ESSA É APENAS UMA SUGESTÃO E VOCÊ PRECISARÁ ADAPTÁ-LA À REALIDADE DO SEU FILHO E DA SUA FAMÍLIA.

- Estimule-o a chamar os amigos para fazer programas juntos, e não apenas esperar que seja convidado.
- Quando ele precisar de ajuda, ensine-o a solicitar. Faça um esforço para não se antecipar na solução, salvo em situações de risco.

- Quando seu filho precisar ler um livro para a escola, incentive-o a ter a iniciativa de conseguir o livro, em vez de comprar e entregá-lo.
- Quando seu filho tiver algum "problema", peça a ele sugestões de soluções. E quando uma ideia partir dele, valorize isso.
- Quando ele tiver uma atitude proativa, mesmo que não seja a melhor na sua opinião, concorde, se possível.

Parte 3: Não esperar que digam o que precisa ser feito e sentir orgulho de si mesmo
Autonomia e autoconfiança

Autonomia

No Capítulo 1, trouxe alguns dados sobre jovens que vão com os próprios pais a entrevistas de emprego. Esse é um exemplo muito claro da falta de autonomia. Ter autonomia é tomar decisões e agir por conta própria, organizar-se e resolver problemas sem depender de outros, é ter independência para decidir. E no contexto de crianças e adolescentes, a autonomia é proporcional à idade.

Isso não significa fazer tudo sozinho, sem apoio ou orientação, muito pelo contrário. Significa ter confiança suficiente para exercitar, dentro de um limite seguro, a possibilidade de realizar atividades que estimulem essa característica. Isso envolve, assim como você deve imaginar, a possibilidade de escolher e cometer erros, bem como lidar com as consequências e assumir as responsabilidades pelo que foi feito.

Uma de minhas mentoradas acordava todos os dias para verificar se o filho de 14 anos tinha se levantado para ir à escola. Durante a imersão, ela percebeu que, ao fazer isso, estava tirando a autonomia dele e decidiu não fazer mais. No primeiro dia em que não foi ver se estava tudo bem, ficou muito surpresa quando o menino apareceu em seu quarto completamente pronto para sair, com um sorriso no rosto e muito orgulhoso por não ter precisado dela. Veja, então, como muitas vezes os filhos podem até mesmo sentir falta dessa autonomia.

Como consequência dessa pequena atitude, o filho dessa participante reforçou a própria autoconfiança, porque passou a se sentir capaz de fazer sozinho. Para incentivar esse comportamento, você deve avaliar os riscos: se a consequência não envolver perigo nem colocar em risco a saúde ou integridade do seu filho, você pode, por exemplo, deixar que ele tenha autonomia para decidir ou fazer algo. Ou seja, se você dá a independência para que ele tenha o próprio despertador para acordar sozinho e se arrumar para a aula, precisa também dar a oportunidade do erro e do aprendizado.

Assim, vejo que existem três principais razões para a autonomia não ser desenvolvida: a primeira delas envolve a grande dor que muitos pais sentem ao perceberem que os filhos precisarão menos deles. Porém, assim como comentei em outro momento, é seu papel prepará-los para a vida, e para que isso aconteça eles devem precisar cada vez menos de você. É aquilo que já sabemos: pais desnecessários, filhos independentes. Não existe outra solução.

Em segundo lugar, o excesso de controle. Muitas vezes, com a melhor das intenções, pais e responsáveis querem controlar demais, entendendo que essa é a melhor maneira para que o resultado saia como esperado. Mas, como agora já sabemos, nossa postura precisa ser humilde: devemos aceitar que não sabemos tudo e dar espaço para que nosso filho faça o seu melhor, sem a nossa interferência.

Por fim, a terceira razão para a falta de autonomia é tentar fazer tudo pelo filho por pressa ou cansaço. É muito mais fácil e rápido fazer sem delegar, mas dessa forma você está tirando dele a oportunidade de aprender como fazer.

Sendo assim, essas três razões precisam ser ajustadas. Neste mundo em constante transformação, acredito que a autonomia é uma das características mais necessárias para o futuro, já que hoje, mais do que nunca, com tantas instabilidades nos modelos de trabalho, será preciso se reinventar muitas vezes; e isso só é possível com autonomia.

Checklist: autonomia

A seguir, alguns exemplos de ações simples para entender como implementar a característica no dia a dia.

> NÃO SE ESQUEÇA: ESSA É APENAS UMA SUGESTÃO E VOCÊ PRECISARÁ ADAPTÁ-LA À REALIDADE DO SEU FILHO E DA SUA FAMÍLIA.

- Se seu filho precisar de ajuda para escolher uma roupa, dê a ele três opções e o deixe decidir.
- Dê "espaço" para que ele tome decisões proporcionais à idade.
- Respeite quando ele tiver uma opinião diferente da sua e estimule-o a argumentar.
- Incentive-o a fazer a tarefa de casa sozinho – desde que já saiba ler – e fique disponível para dúvidas.
- Peça-lhe que pegue coisas que ele vai utilizar, como copo, prato, roupas etc.
- Quando ele pedir algo a você ou para ir a algum lugar, em vez de negar, diga: "Me convença".

Autoconfiança

Ser autoconfiante é acreditar em si, sentir que é capaz, que consegue fazer o que precisa ser feito. E essa característica, principalmente para crianças e adolescentes, é transformadora.

Com autoconfiança, nossos filhos sentem orgulho de si mesmos, encaram desafios com a certeza de que conseguem transpô-los e também aproveitam as oportunidades que aparecem ao longo da vida. Em contrapartida, não desenvolver a autoconfiança gera dificuldade para enfrentar desafios e obstáculos que possam surgir pelo caminho. Vale ressaltar que ser autoconfiante não significa ser arrogante; é acreditar em si mesmo com humildade e sentir orgulho das próprias conquistas, dos aprendizados, dos acertos e até mesmo dos erros cometidos durante a jornada. Quanto mais orgulhoso de si, maior a coragem de enfrentar o novo e de ser vulnerável para aprender com os erros. Sem riscos não é possível viver e desenvolver o verdadeiro potencial.

Assim, quero que você veja a autoconfiança como ponto fundamental do desenvolvimento dos filhos. Deixei-a por último não por acaso, e sim por um motivo bem específico: o desenvolvimento da autoconfiança envolve um processo de *construção* feito *aos poucos*. Se fosse fácil, decidiríamos amanhã mesmo ser mais autoconfiantes, mas não é assim que funciona.

Para ajudar seus filhos a desenvolverem autoconfiança, é preciso construir ações, resultados e aprendizados com erros e acertos. Ao desenvolver as outras características, você desenvolverá indiretamente a autoconfiança, mas existem ações específicas que podem ajudar nesse processo, como permitir que seu filho experimente o novo, faça atividades diferentes, esteja em contato com coisas novas e inusitadas. Além disso, quanto mais incentivar seu filho a assumir responsabilidades, mais ele terá espaço para o aprendizado e para desenvolver a autoconfiança.

Autoconfiança é construída um passo por vez, com pequenos desafios superados e, sobretudo, com apoio constante.

Checklist: autoconfiança

A seguir, alguns exemplos de ações simples para você entender como implementar a característica no dia a dia.

> NÃO SE ESQUEÇA: ESSA É APENAS UMA SUGESTÃO E VOCÊ PRECISARÁ ADAPTÁ-LA À REALIDADE DO SEU FILHO E DA SUA FAMÍLIA.

- Estimule-o a fazer algumas atividades sozinho, sempre aos poucos, como a tarefa de casa, por exemplo.
- Valorize esforços e atitudes importantes para a mentalidade empreendedora, como se posicionar com respeito, argumentar com coerência e tomar decisões esperadas para a idade.
- Ajude-o a identificar e valorizar seus esforços quando os resultados forem positivos.
- Peça e valorize a opinião dele em assuntos diversos.
- Demonstre interesse por atividades e assuntos dele.
- Incentive-o a experimentar atividades novas.

Com o checklist da autoconfiança, fechamos todas as características empreendedoras. Porém, antes de começar a implementar mudanças, gostaria de pedir que você segure a ansiedade e leia os próximos capítulos, porque falaremos sobre pontos importantes que vão contribuir para que essas mudanças aconteçam de modo leve e com muita conexão entre vocês. Aguarde as próximas páginas! Prometo que elas valeráo a pena.

Pais desnecessários, filhos independentes

Sob a perspectiva de quem viveu

Agora, vou passar a palavra a outra pessoa que foi importantíssima nessa jornada de construção da metodologia: meu marido, Fred. Companheiro de vida, ele esteve ao meu lado em todos os momentos, apoiando decisões e me encorajando durante todo o processo.

Ele foi mais do que um parceiro: viveu de perto cada etapa comigo. Foi alguém que acreditou desde o início que era possível criar um modelo de educação que equilibrasse eficácia e leveza, algo que prepararia nossos filhos para enfrentar o mundo com coragem, responsabilidade e mentalidade empreendedora. Tenho certeza de que o relato dele enriquecerá ainda mais a experiência deste livro. Fred, a palavra é sua.

Vivendo a metodologia de perto
POR FRED COSTA

Acompanhei de perto a construção desta metodologia, da primeira proposta até o que se tornou hoje. Como parceiros de vida, sempre trocamos muitas ideias, então foi natural que a abordagem passasse a fazer parte da nossa vida desde o início. Empreendedorismo, para mim, não se refere apenas a negócios; é um estilo de vida. Ele moldou a maneira como criamos nossos filhos, Bernardo e Rapha, e ajudou a construir um ambiente pautado em respeito, autonomia, confiança e responsabilidade.

Assim, em nossa família, desenvolver essas características sobre as quais você acabou de aprender foi fundamental. À medida que os meninos foram sendo estimulados a desenvolvê-las, os resultados começaram a aparecer de modo ainda mais claro. Eles se tornaram mais autônomos, independentes e confiantes, o que trouxe leveza para a dinâmica familiar. Posso dizer com certeza: quando as crianças assumem as próprias responsabilidades naturalmente, o ambiente da casa muda por completo. Aquele estresse de ter que repetir o que precisa ser feito, supervisionar as tarefas ou estudar junto desaparece, e o tempo que compartilhamos se torna mais agradável e produtivo. É claro que estávamos ali para o que eles precisassem, monitorávamos e ajudávamos sempre que necessário, mas a partir disso o processo foi muito mais leve, porque eles tinham autonomia, disciplina e responsabilidade para fazer o que era necessário; sabiam as suas obrigações e o que precisava ser feito.

Sei que, para algumas pessoas, isso pode parecer uma abordagem que torna a vida mais "séria", mais "chata", como se estivéssemos "trabalhando" o tempo inteiro. Mas não é isso. Pelo contrário, a metodologia que a Lina desenvolveu torna tudo mais leve para todos. Com o tempo, crianças e adolescentes começam a ter autonomia e responsabilidade por suas tarefas e a conquistar pequenas coisas que trazem orgulho para si mesmos e para os pais. Isso transforma o ambiente, pois cria mais confiança e conexão entre pais e filhos.

Eu sei verdadeiramente o quanto essas competências são valiosas não apenas para o futuro profissional, mas também para a vida como um todo. Acredito que ensinar autorresponsabilidade, comprometimento, disciplina, proatividade, autonomia e autoconfiança desde cedo prepara os filhos para enfrentar as mudanças e os desafios do mundo com mais segurança. Ajuda a alcançar bons resultados, é claro, mas também a viver de modo mais leve, feliz e equilibrado.

Tenho muito orgulho da Lina, do que ela construiu e vem construindo até aqui. É uma verdadeira estudiosa do assunto, viveu e respirou a metodologia desde o início e a aprimorou ao longo dos anos. Então, sinto uma satisfação muito grande de ver que essa iniciativa fez diferença em nossa vida familiar e na vida de nossos filhos, mas também por saber que agora isso se transformou em um projeto que vai mudar a jornada de muitas outras famílias. É um propósito muito grande. Nossa caminhada tem sido incrível e, sobretudo, muito feliz!

Se pudesse, portanto, dar um conselho para quem está começando, diria que é mais simples do que parece. Precisa existir alinhamento entre os pais, assim como existiu para nós. No início, pode parecer desafiador, mas os pequenos resultados do dia a dia vão mostrando que o esforço vale a pena. É transformador, posso garantir.

Sob a perspectiva de quem viveu **125**

[7]

PRATIQUE COM CONSTÂNCIA E MONITORE

Como especialista em desenvolvimento de comportamento empreendedor, posso afirmar que, para mudar um comportamento e consolidá-lo, é preciso haver *constância* e *monitoramento*. É isso que vamos abordar neste capítulo.

Falaremos sobre como começar a implementar mudanças com constância – e a importância dela nesse processo –, sobre o que significa monitorar, quais são os princípios básicos e as ferramentas para fazer isso, bem como sobre situações nas quais a rotina da criança ou do adolescente vai além do convívio com pais e responsáveis; envolve figuras importantes, como tios e avós, por exemplo. Mostrarei o que é necessário saber para que a condução dos filhos esteja alinhada em todas as esferas de convívio familiar, principalmente se forem convívios constantes, no dia a dia, como já mencionei antes.

Por fim, proponho alguns exercícios para ajudar nesse processo de mudança. É um caminho que exige consciência, dedicação e intenção, mas os resultados valem a pena.

Constância – faça hoje, faça amanhã, faça sempre

Uma analogia bem simples para entender a *constância* é pensar em uma planta. Imagine que você coloca uma semente em um vaso, adiciona terra adubada, proporciona a quantidade de luz adequada para que aquela planta cresça e a rega nos dias corretos pelas primeiras duas semanas. Ela vai começar a crescer e se desenvolver.

Dependendo da variedade escolhida, é possível até que um broto apareça e você comece a ver sinais de que ela está crescendo saudável. No entanto, se parar de regar por alguns dias ou sem a constância necessária, é bem provável que a planta demore mais para crescer ou não se desenvolva de modo adequado. Se você quer que ela cresça e se desenvolva, portanto, precisa dar a ela o necessário com *constância*.

Quando se trata das características que estamos desenvolvendo em nossos filhos, a lógica é exatamente a mesma. Ter constância é realizar de modo consistente as mudanças aprendidas no capítulo anterior e ao longo do livro, tanto nos dias mais fáceis quanto nos mais difíceis. Ter constância é repetir as ações alinhadas às mudanças que você pretende proporcionar; é criar um ritmo estável e previsível do que vai acontecer daqui para a frente e colocar o compromisso da mudança em primeiro lugar, a fim de reforçar os novos comportamentos que estão sendo desenvolvidos. Crianças mudam o comportamento muito mais fácil – e rápido – do que adultos se houver constância, porém, sem isso, os esforços se perdem, e o comportamento alterado dificilmente se sustentará. Ou seja, para que um comportamento dê sinais de que está sendo alterado e, mais do que isso, se consolide, é preciso constância.

A constância é um cuidado diário, intencional e consistente, com o propósito de transformar a vida de seus filhos. E a razão para isso é simples: se você deseja desenvolver disciplina e estabelece combinados para que seu filho faça as atividades escolares conforme solicitado, em vez de deixá-las para perto do prazo de entrega, mas só reforça esse hábito na primeira semana e depois deixa de lado, a mudança não se sustentará. Da mesma forma, se quer incentivar a autonomia, mas não dá espaço para que ele a desenvolva continuamente e segue fazendo tudo por ele, essa habilidade não se fortalecerá. O mesmo acontece com o comprometimento: se deseja cultivá-lo em seu filho, mas permite que ele falte aos compromissos, essa qualidade também não se consolidará. Percebe como a constância é essencial?

Trata-se de um movimento completo que precisa acontecer a partir de agora para que as mudanças façam sentido e desenvolvam novos comportamentos em seus filhos. Isso se dá, em primeiro lugar, porque você abriu espaço para a mudança, tomando consciência; depois, quando entendeu cada uma das características e como elas impactam a vida de seus filhos. Mas chegará o momento em que você vai tomar uma atitude, deixar de agir no piloto automático, pensar antes de tomar decisões e mudar a conduta do que precisa ser feito, e é aqui que entra a constância. Uma vez que as mudanças sejam implementadas, é preciso haver constância, ou não haverá mudança de comportamento. É assim na vida e será assim também na condução dos filhos.

Se você quer mudar e ajustar algo no comportamento de seus filhos e desenvolver neles novas características, agora mais positivas e alinhadas para um presente e um futuro melhores, precisará ter constância no que faz, para que eles ajam nas oportunidades que surgirem, nas ocasiões que demandam ação. E de mãos dadas com isso está o *monitoramento*.

Monitoramento – acompanhar e mudar, se necessário

Quero voltar por um momento ao exemplo da nossa planta para explicar o que é – e como funciona – o monitoramento. Se plantamos a semente em solo bom e regamos com constância, existe outro ponto que garante que ela se desenvolva: isso mesmo, o monitoramento. Para uma planta crescer e ser saudável, você concorda que é preciso conferir se há água suficiente, observar o crescimento – as folhas, as flores, se for o caso – e verificar se há pragas ou se há nutrientes no solo na quantidade certa? Isso é monitorar.

No desenvolvimento das características empreendedoras em crianças e adolescentes, monitorar é acompanhar de perto as ações, as reações e o progresso do que está sendo desenvolvido. Monitorar, apesar de ser contraintuitivo para alguns, não é apenas observar, e sim verificar se os combinados estão sendo colocados em prática, bem como funcionar como a ponte que liga o planejamento à ação do dia a dia, e é um complemento importantíssimo para a constância, porque faz com que o esforço não se perca no meio do caminho.

Um exemplo prático: imagine um pai que precisa desenvolver disciplina e autorresponsabilidade na filha, e para isso estabelece o combinado de que ela fará as tarefas de casa diariamente após chegar da aula. Para que isso seja efetivo na mudança, você agora sabe que é preciso *constância* e *monitoramento*. Mas como isso é aplicado na rotina? Embora seja um combinado simples, é no dia a dia que os desafios surgem, então a *constância* aparece para que a rotina seja seguida, e com o *monitoramento* o pai confirmará se o combinado segue de pé. Guarde essas informações, pois falaremos de outros exemplos adiante.

Em seguida, como cada família e cada criança ou adolescente são únicos, vale lembrar que não existe fórmula mágica para o monitoramento. Você, com a sua realidade, precisará adaptar o monitoramento aos seus filhos. Ou seja, não existe uma receita de bolo com ingredientes específicos que daria certo para todos os pais e filhos. Eu não poderia chegar aqui e falar exatamente como você deve monitorar e o que deve fazer ou falar, mas, apesar de não ser imutável, existem alguns princípios importantes para o monitoramento adequado. São eles:

1. Monitorar não é cobrar ou repetir;
2. Para monitorar, precisa haver um canal de comunicação aberto;
3. O monitoramento precisa ser intencional;
4. Precisa acontecer mesmo sem a sua presença;
5. Quando – e se – voltar ao comportamento anterior, o movimento de retomada será como ensinar a andar de bicicleta.

À primeira vista, o ponto principal do monitoramento é ter a clareza de que monitorar não é cobrar. *Mas o que isso quer dizer?*, você pode estar se perguntando. Significa que você precisa olhar de perto os combinados que foram feitos e aplicar as pequenas consequências, caso não tenham sido cumpridos, sem ficar repetindo e cobrando o que tinha sido acordado entre vocês.

Voltando ao nosso exemplo e, agora, explicando-o de modo mais prático: imagine que esse mesmo pai, que precisa desenvolver disciplina e autorresponsabilidade na filha, tenha feito o seguinte combinado: "Caso você não faça a tarefa de casa depois que chegar da escola, não poderá assistir ao seu programa favorito à noite".

Nesse caso, ele terá de monitorar se o combinado foi cumprido, correto? A meu ver, existem algumas maneiras de fazer isso, mas quero focar apenas duas: na primeira opção, poderia chegar em casa e perguntar *se* a filha fez o dever; ao passo que, na segunda, poderia perguntar *como* foi fazer o dever. Essas são as únicas duas opções? Não. Significa que deve fazer exatamente assim? Também não. Como comentei, não há fórmula mágica, mas, para esse exemplo, são opções que cabem perfeitamente.

O ponto principal é que a mudança é muito sutil. As duas maneiras são simples e diretas, mas existe uma diferença fundamental entre elas: a primeira é uma cobrança, e a segunda é um convite ao diálogo.

Ao perguntar *como* foi fazer a tarefa, esse pai mantém o canal de comunicação aberto, permitindo que a filha compartilhe sua experiência, diga se conseguiu realizá-la, se teve dificuldades, se surgiram dúvidas e muito mais. Nesse contexto, o foco está na comunicação e na troca, e não na repetição ou cobrança. Ele incentiva a filha a assumir a responsabilidade de cumprir a tarefa sozinha, sem transferir essa responsabilidade para si mesmo – e é exatamente aqui que está a grande diferença entre monitoramento e cobrança. Como mencionei, são nuances sutis, mas que fazem toda a diferença.

Olhemos agora por outra perspectiva. Se o combinado, por exemplo, fosse que o dever estivesse feito às 15 horas, mas esse pai estivesse trabalhando nesse horário e fosse chegar em casa somente às 20 horas, o que poderia ser feito? Uma possibilidade seria ligar para a garota às 16 horas e, do mesmo modo, perguntar como foi fazer o dever. Assim, ele estaria monitorando adequadamente o prazo combinado, e não cobrando, repetindo ou aguardando o momento em que estaria em casa para conferir.

Em ambas as situações, caso a tarefa não tenha sido feita e o combinado não esteja sendo cumprido, será o momento de aplicar a pequena consequência acordada entre vocês. Se o fato se repetir muitas vezes, chame a criança ou o adolescente para uma conversa, pergunte o que está acontecendo e tente chegar à melhor solução a partir da dinâmica do combinado que expliquei quando falamos de autorresponsabilidade.

Assim, passamos pelos dois primeiros pontos em relação ao monitoramento: não ficar cobrando ou repetindo, e manter o canal de comunicação aberto, o que se conecta diretamente ao terceiro: ser intencional. Falamos sobre isso em diversos momentos, mas não custa reforçar: ser intencional é agir com propósito, sair do piloto automático e não deixar de ter consistência na condução. Não é falar todos os dias o que precisa ser feito, pois assim você tira do seu filho a autorresponsabilidade, a iniciativa, a disciplina e o comprometimento, entre outras coisas. É, em contrapartida, dar a oportunidade para que isso seja tópico da comunicação entre vocês, o que, inclusive, será o tema do próximo capítulo, então não vou detalhar o assunto agora.

Talvez você esteja pensando que é muito mais fácil cobrar, mas, acredite, não é. A cobrança tem como consequência a exaustão emocional dos pais e responsáveis. E, pior: para o filho, a consequência da cobrança é ainda mais grave, pois ele provavelmente ficará esperando você cobrar para realizar as tarefas e se acostumará a fazê-las apenas depois de ser lembrado delas, como já comentei. Cobrar e repetir até pode parecer a atitude mais simples, mas acredite quando eu digo que é o pior caminho, porque é nele que geramos a conta mais alta a ser paga no futuro: a falta de autorresponsabilidade.

Portanto, crie estratégias de monitoramento. Faça isso a partir do contexto em que vive, dos horários de seu filho, das facilidades que ele tem em fazer determinadas tarefas em horários específicos, e vá conduzindo de acordo com seu momento e seu sistema familiar. Caso as estratégias de monitoramento que você criou não estejam dando certo, elabore outras. Faça testes, ajuste, se necessário, e siga em frente com constância. Isso será importantíssimo na jornada de desenvolvimento das competências.

O quarto ponto em relação ao monitoramento consiste em manter essa atitude mesmo quando você não está por perto. Na época em que meus filhos eram mais novos e eu precisava viajar a trabalho, eu ligava para a minha mãe para saber se eles haviam feito as atividades. Pedia que ela não falasse comigo perto deles, para não parecer que eu estava cobrando. A intenção não era esconder, até porque nossa relação sempre foi pautada na sinceridade, porém não queria que essa ligação funcionasse como uma cobrança, então sempre que possível falava com ela ou conversava diretamente com eles para perguntar como havia sido realizar a tarefa.

Em uma dessas ligações, minha mãe comentou que um deles não tinha feito a atividade. Pedi, então, que ela passasse o telefone para ele e conversamos. Perguntei como havia sido o dia, o que havia acontecido e como tinha sido realizar o dever de casa, e ele disse: "Ai, mamãe, hoje não fiz". Demonstrei surpresa e comentei: "Como assim, filho? Não tínhamos um combinado de que o dever seria feito?". Isso bastava. Senão, a consequência que tínhamos combinado seria aplicada.

Existe ainda o quinto – e último – ponto, que pode parecer confuso à primeira vista, mas na realidade é bem simples: é fato que você vai monitorar e começar a ver mudanças de comportamento acontecendo. Nas primeiras semanas, as mudanças aparecerão aos poucos. Assim, também naturalmente, você vai diminuir o monitoramento – afinal, verá resultados, e por isso criará confiança de que tudo está correndo bem. O que acontece, em geral, é que essas primeiras mudanças provocam a diminuição da intensidade do monitoramento e, em algum momento, seu filho vai escorregar e errar no que precisava ter sido feito. Ele voltará a agir como fazia antes. E agora?

Entramos então neste último ponto, que torna o monitoramento indispensável: você precisará dar um passo para trás, voltar a monitorar mais e garantir que o comportamento permaneça melhorando. Aqui cabe a analogia com aprender a andar de bicicleta. Pense comigo: quando seu filho está aprendendo a pedalar, em geral costuma acontecer um processo. Primeiro, ele vai andar na bicicleta com rodinhas, pois tem que aprender a se equilibrar. É possível também que ele use uma bicicleta de equilíbrio. Assim, ficará nessa etapa por algum tempo até ter "destreza" na atividade.

Quando ele melhorar, chegará o momento de tirar as rodinhas. Aos poucos, você vai ensinando-o, e ele aprenderá a andar sozinho. Você vai comemorar, ficará muito feliz com essa conquista. Contudo, depois de praticar um pouco e andar sozinho, é possível que ele se desequilibre novamente e caia. Nesse caso, o que fazer? Talvez você volte para ajudá-lo a retomar o aprendizado. Às vezes, terá que voltar a empurrar um pouco até que ele pegue o jeito e consiga seguir sozinho de novo. Com o desenvolvimento das competências empreendedoras e a mudança de comportamento, você deve fazer o mesmo.

Se fizer mudanças, perceber melhora, diminuir o monitoramento e observar que o comportamento voltou ao que era antes, dê um passo para trás e volte a conduzir e monitorar seu filho como se estivesse no início do processo. Muitas vezes, isso acontece porque eles nos testam para ver nossos limites, mas é possível também que essa mudança de comportamento só não esteja tão consolidada quanto imaginamos.

Em resumo, monitorar é indispensável, e você precisa adaptar o modo como fará isso sem cobrar, sem repetir e com constância, para que a mudança seja permanente.

Pratique com constância e monitore **135**

A CONSTÂNCIA É UM CUIDADO DIÁRIO, INTENCIONAL E CONSISTENTE, COM O PROPÓSITO DE TRANSFORMAR A VIDA DE SEUS FILHOS.

PAIS DESNECESSÁRIOS, FILHOS INDEPENDENTES
@LINAVALLERIA

E quando há mais pessoas envolvidas na rotina dos filhos?

Fiz um vídeo há alguns meses sobre esse assunto e foi um conteúdo em que tive muito engajamento, porque pode ser algo um tanto quanto polêmico na condução dos filhos. Antes de explicar em detalhes o tema do vídeo e desta seção, quero contar uma história que aconteceu com a minha família.

Como comentei, sempre viajei bastante para conduzir seminários e palestras. Isso acontecia desde que meus filhos eram pequenos, então muitas vezes eles ficavam na casa dos meus pais, que são avós muito amorosos, encantados com os netos. Contudo, em determinada época, minha mãe começou a ficar com pena de acordar bem cedinho um dos meus filhos, que precisava ir à natação, porque estava frio, então não seguiu com o nosso combinado de manter a condução já estipulada quando eu estava com eles.

Quando cheguei de viagem, chamei-a para conversar e, com muito carinho e respeito, agradeci o cuidado, a dedicação e o amor que sempre havia tido com meus filhos. Também agradeci por sempre ter me ajudado quando não estava, mas mostrei para ela o que essa ação causava no desenvolvimento deles. Finalizei dizendo que, por mais que fosse muito grata, não poderia permitir isso, e que eles só poderiam continuar ficando lá enquanto eu viajava se ela mantivesse os combinados que tínhamos, pois isso era fundamental para consolidar a disciplina.

Perceba que eu não estava, de modo algum, proibindo minha mãe de ver os netos. Eles poderiam continuar passando o fim de semana na casa dela, aproveitando a relação entre avós e netos – que inclusive é um privilégio –, muito importante para a criação de memórias afetivas na vida de nossos filhos. Entretanto, mostrei para ela que, como fazia parte do dia a dia dos meus filhos, não seria mais possível que eles ficassem lá caso ela não mantivesse os combinados que desenvolveriam as características empreendedoras neles, pois estaria, inclusive, desenvolvendo o contrário, a falta de disciplina. Por mais que avós, tios, madrinhas e padrinhos nos ajudem, precisamos monitorar também o que acontece na companhia deles, porque continuamos responsáveis pelo resultado do que é ensinado.

Foi uma conversa tranquila, e, como ela ama os netos e quer o bem deles, entendeu e ajustou a condução com muito carinho. Na maioria das vezes, nossa rede de apoio erra acreditando que está fazendo o melhor, e é nossa responsabilidade explicar o que determinada ação significa para as crianças. Se meu marido e eu tínhamos combinados com o Bernardo e o Rapha durante a semana, quem fizesse parte da rotina deles também precisaria mantê-los, a fim de fortalecer determinado comportamento, para que não ficássemos mandando mensagens conflitantes a todo momento. Isso faz toda a diferença no desenvolvimento.

O ponto principal é: se existe uma pessoa, seja um responsável, tio, avô, primo ou qualquer outra figura que faça parte dos cuidados do dia a dia dos seus filhos, as mudanças de atitude devem ser combinadas também com essas pessoas. É necessário que haja alinhamento entre todos os envolvidos, para que o reforço da prática do novo comportamento aconteça em todos os contextos, independentemente de quem esteja cuidando da criança. Com toda essa constância, as mudanças de comportamento começarão a aparecer dentro de pouco tempo.

Mas lembre-se de que não é um problema, por exemplo, a criança ou o adolescente passar algum tempo no fim de semana na casa dos avós ou dos tios, muito pelo contrário. Nesse espaço, queremos que ele coconstrua essas memórias afetivas e se divirta. Que viva e brinque.

Essa clareza vale para todos os tipos de dinâmicas familiares: pais que estão juntos, pais que estão separados, avós e tios que fazem parte do dia a dia dos filhos etc. Se analisarmos os pais que estão juntos, por exemplo, não adianta apenas a mãe aplicar as mudanças enquanto o pai não faz o combinado. É preciso alinhamento familiar, que exista diálogo, para que ambos estejam na mesma página.

Certa vez, uma mãe participou da imersão sem o marido. Além de ele não estar presente, ela me contou que ele estava descrente da metodologia e dos resultados, pois não acreditava nesse tipo de mudança. Quando mencionou isso, falei que, se ele não ajudasse, o mínimo que poderia fazer era não atrapalhar. Em casa, ela repetiu a minha frase – o que foi motivo de risadas em nossas conversas depois. Por curiosidade, o resultado foi que o pai começou a ver as mudanças, decidiu fazer parte do processo e se alinhar com a esposa; o resultado foi maravilhoso tanto para a filha quanto para a família.

Isso vale também para pais divorciados. Se não moram juntos e se a criança ou o adolescente divide a rotina entre as casas, é preciso que estejam alinhados e isso esteja acima de qualquer outra questão. Se um fala algo e o outro fala completamente diferente, isso vai gerar confusão na cabeça da criança ou do adolescente. Então sugiro que as mudanças na condução, também nesses casos, sejam prioridade. Sugiro ainda que os filhos sejam prioridade, assim como o que desenvolverá o melhor neles no presente e no futuro.

O alinhamento entre todos que participam da rotina dos filhos, independentemente da dinâmica familiar e do contexto, deve aparecer em primeiro lugar. O foco sempre deverá ser desenvolver essas características em sua vida para que elas façam diferença a curto, médio e longo prazo. Então, caso seu filho receba os cuidados de uma tia ou avó, será preciso explicar o que a condução, do modo como vem sendo feita, está desenvolvendo de maneira inconsciente na criança ou no adolescente para que a mudança comece a ser vista.

Sejam filhos, sobrinhos ou netos, queremos sempre o melhor. Porém, como pais e responsáveis, precisamos assumir a responsabilidade, porque cabe apenas a nós tomar as decisões que farão diferença, agora com constância e monitoramento. A responsabilidade de fazer o melhor pelos filhos é sua. Tome consciência e busque maneiras de ajustar o ambiente. E, para oferecer o melhor, mudar é preciso.

Ajustes de condução são como investimentos que você faz na vida de seus filhos e, consequentemente, na sua família. Então, não se engane em tentar buscar o caminho mais fácil. Enxergue como deve ser. Pratique a constância e o monitoramento, faça os ajustes necessários e, para facilitar o processo, sugiro que leia o próximo capítulo antes de começar a implementar mudanças, porque abordaremos habilidades facilitadoras que vão contribuir para a jornada a partir de agora.

Exercício
Parte 1: Círculo da ação

Quero propor que você preencha uma ferramenta que desenvolvi, o Círculo da Ação. No Capítulo 5, a partir do perfil do seu filho, você identificou duas características que precisavam de maior atenção. E, com o Círculo da Ação, conseguirá perceber em qual estágio de monitoramento ele se encontra nessas competências, dividindo a avaliação em níveis.

- **Nível 1.** No primeiro nível, há necessidade de um *acompanhamento maior*, pois a criança ou o adolescente precisa de monitoramento constante e muito apoio para entender o que deve ser feito.
- **Nível 2.** Neste nível, a criança ou o adolescente *entendeu o que deve fazer, mas precisa que essas ações sejam valorizadas e monitoradas com frequência* para que aconteçam conforme o combinado. Aqui começa a construção da independência.
- **Nível 3.** Aqui a criança ou o adolescente *começa a se tornar mais independente*, sente-se responsável pela tarefa, demonstra a prática do comportamento com mais frequência do que no nível anterior, mas ainda sem regularidade.
- **Nível 4.** Por último, no nível 4, temos a criança ou o adolescente que *assume a responsabilidade* por suas ações e entende que as decisões têm consequências. A independência é maior e o monitoramento é necessário, mas de maneira leve, pois já há mais confiança nas decisões dele.

Para analisar o gráfico a seguir, pegue lápis, canetinha, lápis de cor ou outro marcador de cor diferente e pontue de 1 a 4 o nível que você acredita ser pertinente para seu filho neste momento, dentro de cada característica.

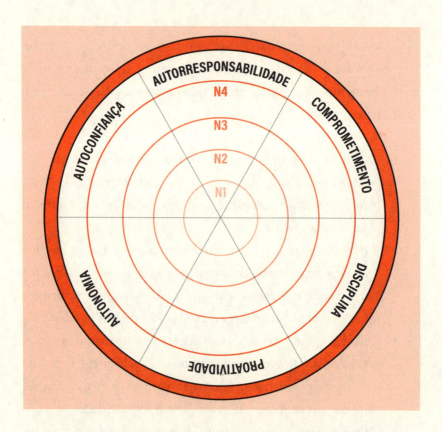

Depois que finalizar, essa ferramenta vai servir de apoio para entender em qual nível seu filho está e aumentar ou diminuir o monitoramento a partir disso. Mas não existe certo ou errado, apenas pessoas diferentes e características que precisam de maior ou menor atenção.

Parte 2: Registro de ações

Para cada competência, quero que você defina o objetivo da mudança, os detalhes do que será feito e quais ações vai realizar com seu filho.

Competência 1: _____

Qual é o seu plano? Liste ações que pretende realizar com seu filho para desenvolver essa competência.

_____

_____

_____

_____

Quem pode ajudar? Escreva o nome de quem vai apoiar você nessa jornada. Você pode adicionar familiares, amigos, professores etc.

_____

_____

Competência 2: _____

Qual é o seu plano? Liste ações que pretende realizar com seu filho para desenvolver essa competência.

_____

_____

_____

_____

Quem pode ajudar? Escreva o nome de quem vai apoiar você nessa jornada. Você pode adicionar familiares, amigos, professores etc.

_____

_____

[8]

CONECTE-SE
COM SEU FILHO

Você já tentou conversar com seu filho e teve a sensação de que não estava sendo ouvido? Ou, pior, já percebeu que até poderia estar sendo ouvido, mas não estava sendo compreendido? Já entraram em muitas discussões? Costuma se colocar no lugar dele, tentar entender o que ele está sentindo ou vivendo? Costuma recordar como você se sentia com a idade dele?

Esses são pontos relacionados diretamente com a conexão que temos com nossos filhos, e separei este capítulo para abordarmos em detalhes alguns princípios que podem ajudar nessa mudança de condução que acontecerá a partir de agora. Acredite: o que você vai ver pode transformar a relação de vocês.

Empatia e respeito

De modo muito simples, podemos dizer que empatia é a capacidade de se colocar no lugar do outro e compreender como ele se sente, o que pensa, o que pode estar passando ou vivendo. É fazer isso tudo sem julgamentos. É como "calçar os sapatos" da outra pessoa e caminhar com eles por uma parte do trajeto para entender se aquele percurso é tão fácil quanto imaginamos. Talvez não seja. Na maior parte das vezes, acredite, não é. Praticar a empatia não significa concordar com tudo o que a pessoa faz ou fala ou com seu modo de agir, e sim estar disposto a manter uma *escuta ativa*, *acolher* se necessário e *respeitar* o ponto de vista do próximo.

E aí, será que você tem tido empatia com seus filhos? Apesar de me considerar uma pessoa empática, já errei, e sei que vou errar no futuro, por isso quero contar duas histórias: uma que será completamente nova para você, e outra que retomarei para mostrar pontos em que não tive empatia e errei.

Tanto Rapha quanto Bernardo sempre tiveram resultados muito bons na escola, fazendo com que eu ficasse bem orgulhosa do que estavam – e estão – construindo. Em 2023, no entanto, Rapha tirou nota baixa em determinada matéria, algo que não era comum. Chegou da escola chateado por causa disso e veio falar comigo. Eu comentei: "Filho, da próxima vez você vai precisar se preparar mais". Ele parou, pensou, olhou para mim e respondeu: "Mamãe, nem sempre é uma questão de preparação. Tem dias em que não estamos bem".

Fiquei em silêncio alguns segundos. É verdade, ele tinha razão. Certas vezes não estamos bem. Então, com muita humildade e percebendo meu erro, pedi desculpas. Depois que conversamos, ele me contou que não estava em um bom dia, não se sentia tão bem, e aquilo havia se refletido na performance na prova. Mas, em vez de perguntar inicialmente o que tinha acontecido, pois não era algo comum, fiz um julgamento e parti para o aprendizado que acreditei que precisava acontecer. É fato que precisamos nos preparar mais quando os resultados não saem como gostaríamos, mas nem sempre é uma questão de preparação. Algumas vezes, só não estamos bem. Foi uma baita lição.

No Capítulo 2, contei outra história que ilustrou de modo claro um momento de falta de empatia. Retomando rapidamente, falei sobre quando meu filho Bernardo faltou à escola porque não estava passando bem, e meu marido e eu chamamos a sua atenção. Mais tarde, ele comentou com muito respeito que não havia sido legal, porque ele nunca faltava sem motivo. Daquela vez, assim como no último exemplo, também não tive empatia. Em ambos os casos, concordei com eles e me desculpei.

Moral das histórias: apesar de me considerar uma pessoa que tem empatia em muitas situações, em dois momentos isolados com os meus filhos, agi completamente no piloto automático e não tive empatia alguma com o que poderia estar acontecendo com eles. Conto isso com o coração aberto porque sei que todos erramos, mas aceitar o erro e pedir desculpas também faz parte do processo de mudança de condução dentro de casa para haver mais conexão com os filhos. Isso, por sua vez, é mais um aprendizado importante para eles, porque mostra que é normal errar. Então, se acontecer, assuma o erro, peça desculpas e siga em frente.

Reflita comigo: se, por exemplo, em uma reunião com seu chefe, você comete um erro na execução de uma tarefa, gerando nele uma reação negativa e desproporcional ao erro, quero que tente imaginar como se sentiria. Provavelmente, incapaz e desrespeitado. Por qual motivo essa mesma atitude faria sentido dentro de casa? Se naquele contexto seria falta de empatia, na condução com os filhos também é.

Além disso, a empatia está muito voltada ao respeito nas relações. Não é porque é seu filho ou sua filha que você pode falar de qualquer maneira com ele, ser ríspido ou mal-educado, gritar ou perder a paciência. Não é porque é seu filho que você não deverá se colocar no lugar dele. É preciso tentar se imaginar na posição dele, entender o que ele está sentindo, o que está acontecendo e como isso deve ser para ele.

Ao fazer isso com mais empatia, é possível fortalecer essa conexão. Por respeitá-lo, a relação ficará muito mais leve e prazerosa para vocês dois.

Assim, nos momentos em que achar que as coisas estão erradas, é com empatia que você abre espaço para a comunicação. Precisamos usá-la não apenas no diálogo com os filhos, mas também na vida, em todos os contextos sociais. Sei que nem sempre é fácil, mas precisamos nos esforçar. Com os filhos, ouso dizer que ela é especialmente importante para que a relação seja ainda melhor. É com ela que você entenderá o que está acontecendo, não tomará decisões precipitadas e agirá de modo que a reação seja proporcional ao fato.

Se quer, portanto, estar mais próximo de seu filho, ter mais conexão, melhorar o diálogo e tornar mais leves – e efetivas – as mudanças de condução a partir de agora, o primeiro ponto é incluir a *empatia* e o *respeito* nessa relação. Se errar, seja humilde, admita que errou e siga em frente.

Isso mostrará a seu filho que é natural errar, que todos erramos e que ele pode contar com você em todos os momentos. Por consequência, também vai aproximar vocês e melhorar a conexão.

Comunicação e escuta ativa

Não tenho dúvidas de que ordenar uma mudança e esperar que ela seja feita sem explicações, sem escuta ativa e sem manter um canal de comunicação aberto tem *menor efetividade* no desenvolvimento das características empreendedoras. Você precisa se lembrar de que, em algum momento, já teve a idade dos seus filhos, e tentar se recordar de como se sentia naqueles momentos.

Note que não estou falando que você não tem que ser firme. Muito pelo contrário. Seja firme quando for necessário, mas também escute o que está sendo dito. Permita ao seu filho argumentar e questionar. Isso não é falta de respeito, é o oposto: se eles não puderem conversar e argumentar dentro de casa, como vão estar preparados para os desafios da vida e os momentos em que precisarão se posicionar? Essa construção tem como ganho a autoconfiança.

Com a liberdade para se expressarem, eles também se desenvolverão. E, quando pensamos em deixar que argumentem, é interessante observar que crianças e jovens atualmente têm muita dificuldade em se comprometer com aquilo que não faz sentido para eles. Por isso, deixar que eles tragam seus pontos de vista será uma ótima maneira de fazer com que as mudanças signifiquem algo para eles também, pois assim você poderá explicar o que está mudando e por qual motivo.

Manter o espaço de diálogo aberto não é falta de respeito. É preciso ouvir, escutar verdadeiramente o que eles nos dizem. Em muitos momentos, é claro que você precisará mostrar que, do modo como está, não será possível continuar, e mudanças serão feitas, mas por que não os ouvir e construir com eles algo com que concordem e que também faça sentido para você dentro do que precisa ser melhorado? Isso lhes dará a sensação de serem ouvidos, compreendidos, respeitados e estarem mais engajados com as mudanças necessárias.

Então, ao fazer combinados, deixe claro qual é o acordo e por quê. Fale por qual motivo as mudanças acontecerão e construa com seu filho como serão feitas. Definam juntos as pequenas consequências que valerão a partir de agora e deixe aberto o espaço da argumentação para ouvir o que seu filho tem a dizer. Não existe problema algum em conversar e explicar. Isso não significa deixar de impor limites, é uma questão de usar essa competência para que o diálogo seja um espaço de fortalecimento da conexão, o que, em contrapartida, nos apresenta dois lados positivos: fortalece a confiança e aproxima você de seu filho, mas é também uma ótima maneira de ter mais sucesso nas mudanças propostas, porque tudo ficará mais claro.

Nos momentos em que os combinados não são cumpridos, é com o diálogo que você terá a possibilidade de exercitar a empatia e incentivar a mudança. Por exemplo: imagine que a tarefa combinada não foi feita e a pequena consequência seria seu filho não poder jogar videogame nesse dia. Ao aplicar o que foi falado, ele provavelmente vai ficar zangado, reclamar ou chorar. No entanto, será o momento perfeito para reforçar o novo comportamento: "Filho, tudo o que está sendo feito tinha sido combinado. Hoje, você não fez o que havíamos combinado, então ficará sem jogar videogame, mas amanhã terá a oportunidade de fazer, e tenho certeza de que você vai conseguir e poderá jogar em seguida". Em vez de brigar, se exaltar ou ter uma atitude desproporcional ao fato, use a comunicação respeitosa e a escuta ativa para incentivar a mudança. Será preciso monitorar depois, claro, mas você percebe a diferença da condução?

Pratique isso. Vá aos poucos. Abra espaço para uma comunicação respeitosa entre seu filho e você. Escute o que ele tem a dizer, lembre-se de como era na idade dele, explique seus argumentos e o que precisa mudar. Tudo isso fortalecerá a relação.

Para terminar esse assunto, quero deixar uma sugestão que acho importantíssima para aumentar a conexão entre pais e filhos. Talvez você até já pratique isso. Senão, sugiro que comece: eleja pelo menos uma refeição diária que a família fará junta. Conversem sobre o dia de cada um, estimule as conversas e lembre-se de que não se trata de um momento de chamar a atenção, mas sim de se conectar. Isso fará muita diferença!

Permita a frustração

Começamos a falar sobre o tema no Capítulo 1, mas vale um reforço e uma explicação mais ampla, porque, neste momento, com as mudanças que precisam ser feitas em mãos, é bem provável que surjam momentos de frustração, então você deve estar preparado. Como? A partir deste princípio fundamental: permita que seu filho viva a frustração e lide com ela. Permita que ele crie as ferramentas internamente para que possa aprender a superar os momentos em que as coisas não darão certo. Isso também será muito importante para ele no futuro.

Certa vez, uma mãe que fez imersão e mentoria comigo contou uma história. Na época, uma das filhas havia marcado com uma amiguinha da escola que elas brincariam juntas no domingo seguinte na casa dela. Porém, quando o tal dia chegou, a amiga não pôde vir e desmarcou. A menina ficou desolada. Foi o fim do mundo para ela. Frustrada, chorou muito, porque havia se preparado para brincar com a amiguinha e aguardado com muita felicidade aquele momento.

Como ainda não sabia da metodologia e não tinha começado a aplicar as mudanças, essa mãe contou que ficou buscando alternativas para "tapar" o buraco que havia sido criado pelo compromisso desmarcado. Tentou resolver o sofrimento da filha com sorvete, passeio e outras pequenas atitudes para que ela ficasse feliz. Fez com a melhor das intenções, é claro, mas depois percebeu que havia tirado completamente a oportunidade de mostrar para a garota que ela precisava lidar com a frustração.

Nem sempre os compromissos e planejamentos que ela fizer para o futuro darão certo. Na vida, tudo pode acontecer, muitas coisas podem dar errado. É certo que não existe uma vida sem frustrações, então é indispensável saber lidar com isso. Será assim na vida dela e na de todos nós, incluindo nossos filhos, netos, sobrinhos, bem como todas as pessoas. A frustração, portanto, faz parte do processo de estar vivo, e precisamos aprender com isso, precisamos encontrar ferramentas para ficar bem, mesmo em meio a desafios.

O que acontece na maior parte das vezes, contudo, é que os pais, em uma busca incessante para que os filhos tenham uma vida perfeita e feliz em todos os minutos e segundos, não permitem que eles lidem com a frustração. Sei que não é fácil. Ninguém gosta de ver o filho triste ou sofrendo. Mas acontece e é real; faz parte da vida. Muito mais importante do que encobrir isso é ajudá-los a lidar positivamente com o ocorrido.

Assim, possibilitar que os filhos lidem com a frustração é ajudar a fortalecê-los como indivíduos. Ao contrário, não deixar que lidem com esse sentimento torna-os pessoas frágeis, incapazes de encarar os problemas, que se deixam abater mesmo perante pequenos desafios. Lidar com a frustração não é apenas uma habilidade, mas uma questão de saúde mental. E é melhor dar à criança ou ao adolescente a oportunidade para que aprenda a lidar com a frustração ao seu lado, enquanto você ainda está por perto, com apoio e amor, do que no futuro, quando você já não estará mais tão presente.

Então a orientação é simples: quando – e se – a situação der errado e a frustração aparecer, você deve demonstrar apoio, reconhecer que é uma situação difícil e que até mesmo você estaria frustrado nesse caso. Deve falar também que está ali para apoiá-lo no que precisar, mas que o acontecimento é real e ele vai precisar passar por isso, porque faz parte da jornada. A fala deve ser adequada à idade, é claro. Use esse momento como uma oportunidade de ajudar seu filho nesse processo de busca interna por respostas. E dê tempo para que ele lide com isso sabendo que você estará por perto caso seja necessário.

Entre pais: pontos fortes e fracos

Em uma das imersões de 2024, atendi um pai que ficava repetindo que, naquele ponto específico que estávamos discutindo em sala de aula, ele não era bom, e que a esposa lidava melhor com a filha. Dizia algo como: "Ah, com essa parte não preciso me preocupar, porque nesse quesito a minha esposa é muito melhor e será mais fácil para ela". É verdade que temos pontos fortes e fracos; é normal ter mais facilidade com algumas questões e com outras não, assim como também é verdade que a comunicação, por exemplo, será mais fácil para alguns do que para outros.

Na minha casa, existem pontos com os quais meu marido teve muito mais facilidade de conversar com os meninos do que eu no início, mas isso de modo algum eximiu a minha responsabilidade de tentar trabalhar o que era um ponto fraco em mim para me conectar mais com meus filhos e melhorar nosso vínculo em determinados assuntos. Assim como há também pontos em que tenho mais facilidade do que ele. Isso é completamente normal. Porém, mesmo nas conversas mais difíceis para mim, eu queria participar, queria fazer parte de alguma forma. Não queria perder a oportunidade de participar da vida dos meus filhos. Sugiro que você faça o mesmo.

Você até pode ter com seu marido, sua esposa ou seu companheiro combinados específicos em relação ao que precisa ser feito, partindo do princípio do que é mais fácil para um ou para outro, mas isso não deve acontecer de modo a terceirizar completamente a responsabilidade das conversas, dos combinados e da condução dos filhos, independentemente da situação.

Muitas justificativas que damos por não termos facilidade em alguns pontos podem até mesmo representar uma verdadeira dificuldade, mas em tantas outras podem ser apenas "muletas" que colocamos embaixo do braço para não precisar encarar o que é difícil de lidar. Então, caso sinta que isso está acontecendo com você, que tem dificuldade, por exemplo, de aprofundar a conexão com a criança ou o adolescente, caso se sinta despreparado para ter empatia nas situações e esteja tentando terceirizar partes da condução e das mudanças que precisam ser feitas, encare essa dificuldade aos poucos. Um passo de cada vez, mas vá caminhando. Faça um esforço. Vá estreitando os laços com seus filhos, abra o canal de comunicação, demonstre empatia; tenho certeza de que isso fortalecerá a relação de vocês.

Em outra medida, tudo o que vimos até aqui também são fatores que farão com que você chegue ao futuro e tenha certeza de que fez de tudo para ter uma relação mais próxima com os filhos. Faça isso para não chegar lá na frente pensando: *Por que não tentei me conectar mais? Poderia ter participado mais.* Em mais um momento deste livro, esse movimento é de *consciência*. E é extremamente necessário.

Bônus da comunicação

Para finalizar os temas conexão, comunicação e empatia, quero trazer um bônus, que são dois pilares diretamente conectados a tudo o que vimos até aqui e que fazem toda a diferença no modo como você conduzirá as conversas a partir de agora:

1. Ajuste o tom da conversa de acordo com a idade;
2. Aprenda a falar sobre o fato, e não sobre um possível defeito.

Para explicar melhor o primeiro ponto, vamos a um caso rápido.

Durante a imersão, os participantes precisam fazer um exercício de comunicação em que escrevem algo que eles devem tratar com os filhos. Depois, juntos, analisamos as respostas para verificar se essa comunicação está partindo de um espaço de empatia, respeito, apoio, amor e conexão, bem como se está sendo feita de modo a trazer resultados. Um pai, que tinha um filho de 6 anos, escreveu que, quando fosse conversar com o filho, falaria que estava muito preocupado porque o menino não estava fazendo a atividade sozinho e havia entendido quanto isso faria diferença para ele. Mas estamos falando de uma criança ainda, que precisa de *estímulo* e *incentivo*. A conversa não precisa ser tão séria.

Conversei com o pai, mencionando que ele deveria explicar ao filho que ele consegue fazer o dever sozinho porque tudo o que está ali ele já aprendeu na escola. Deveria mostrar que ele é capaz, incentivar, estimular para que ele faça e consiga. Com um garoto de 6 anos, a comunicação não precisa ser demonstrando preocupação, porque não é adequado falar dessa forma com uma criança dessa idade, e sim partir do apoio, do estímulo e da confiança. Em vez de chamar a atenção para o caminho trilhado, é preciso mostrar que o caminho existe, que é interessante. Em vez de o pai falar que estava preocupado, deveria mostrar que o filho é capaz.

É este o grande bônus deste capítulo: a comunicação deve ser adequada à idade de seu filho. Dependendo da idade, a comunicação e o modo de falar precisam ser condizentes, até mesmo para você ser compreendido. Não dá para usar com uma criança as mesmas palavras que você usaria ao conversar com um adolescente. Tampouco dá para explicar para uma criança algo que você explicaria para um adolescente com o mesmo tom.

É como se você estivesse segurando um rádio e, para cada idade, precisasse mudar a estação. Se seu filho ainda for criança, mantenha a comunicação focando as capacidades, o que é positivo na mudança. Se ele for adolescente, você pode ter um papo mais direto e mostrar o que deve ser mudado. Se for criança, você precisa estimulá-lo a fazer os combinados, mostrar que ele consegue e incentivá-lo a desenvolver novos comportamentos. Se for adolescente, tem que explicar o que está mudando; por qual motivo está mudando, e deve fazer isso em uma conversa mais séria e sincera, de modo que vocês estejam na mesma página e, se for necessário, utilizando também combinados. Essa é a principal diferença, e você deve ajustá-la.

Quanto ao segundo ponto, vale sempre reforçar que, ao apontar algo que precisa ser melhorado, você deve falar sobre o fato, e não julgar seu filho. Por exemplo, se quiser explicar que ele tem que deixar o quarto arrumado e organizado, em vez de dizer que ele é bagunceiro, fale dos problemas de se ter um quarto desorganizado e desarrumado, o quanto essa bagunça é ruim para ele e como impacta a harmonia da casa e o bom convívio entre todos. Se ele teve um problema na escola ou não fez a tarefa ou algo que era de responsabilidade dele, em vez de chamá-lo de irresponsável, fale sobre o fato ocorrido e combine no que ele pode melhorar a partir de agora.

Transformar a comunicação nesse sentido é importante, porque as palavras dos pais chegam para os filhos com muito mais força do que imaginamos. Na raiva, no desespero e no momento de tensão, muitas vezes podemos falar coisas da boca para fora que vão impactar o modo como nossos filhos se enxergam. Então, é preciso muito cuidado. Muito mesmo! Lembre-se de não julgar, ter empatia e focar o fato para que a comunicação seja muito mais positiva e a conexão entre vocês se fortaleça.

A jornada que traçamos até aqui teve como objetivo desenvolver as características empreendedoras, mas posso garantir que, com esses pequenos cuidados, ficará muito mais leve, prazerosa e valorosa, tanto para você quanto para seus filhos e toda a família. São experiências que eles levarão para a vida e farão com que se sintam melhores hoje, amanhã, no futuro próximo e no distante. E isso não tem preço! Não há nada mais valioso do que a conexão desenvolvida entre vocês a partir desses ajustes.

[9]
FEITOS
PARA VOAR

Duas histórias completamente diferentes. Pessoas, famílias e situações diferentes. Ainda assim, quero que você leia e tente entender o que vai sentir com cada uma delas. Tente imaginar o cenário e analise quais reflexões pode tirar delas. Perceba como enxerga o que aconteceu e o abismo que parece existir entre esses dois casos.

Agora que você já tem *consciência*, traga-a para a leitura.

Os extremos opostos

Em 2022, ouvi algo de uma mulher maravilhosa. Na faixa dos 80 anos, ela era muito ativa e inteligente, tinha uma disposição invejável e uma alegria de viver impressionante. Enquanto conversávamos, e ela me falava um pouco de sua vida, mencionou que tinha uma filha com 45 anos na época. Naturalmente, quis saber o que ela fazia. Era um momento de descontração: compartilhei coisas sobre meus filhos e a minha vida, e ela fez o mesmo.

Então, com um olhar de muita tristeza, ela me contou que a filha ainda morava com ela e comentou: "Lina, ela não faz nada… Já tentei de tudo para mudar isso, mas nada acontece. Ela tem habilidades, então falo que posso ajudá-la a abrir um negócio, desenvolver alguma atividade, mas ela não quer. Tem aptidão, mas diz que não consegue mais, que não acredita mais nela. E então tem uma pergunta que me persegue dia e noite: e quando eu não estiver mais aqui, Lina? Como ela vai se sustentar?".

Imagine a dor dessa mãe. Vá além: imagine também a dor dessa filha. Essa história é um dos extremos do que vimos aqui, mas é muito mais comum do que você imagina e bastante importante de ser vista. Não posso imaginar o quanto essa mãe deve se sentir triste pela situação da filha, por saber que ela é capaz, mas não vê uma luz no fim do túnel em relação às mudanças. Mas também vejo quanto a filha deve sofrer. Por não acreditar mais em si mesma, por não se sentir capacitada para tomar decisões sozinha e construir uma vida diferente. Percebe como são importantes e dolorosas essas reflexões?

Vamos então ao oposto disso. Poderia contar inúmeras histórias sobre mães e pais que passaram pela imersão e tiveram contato com o conteúdo que você aprendeu; mas acredito que a melhor proposta seria mostrar as mudanças que aconteceram no núcleo familiar de uma das minhas alunas.

Na época, além da imersão, ela fez um processo de mentoria comigo. Era uma mãe maravilhosa e superdedicada, mas a grande questão era que as filhas já estavam demonstrando sinais de falta de disciplina e comprometimento. Era uma luta para a tarefa ser feita. Ela chegava em casa cansada do trabalho e ainda precisava ficar monitorando – e discutindo – para que fizessem as tarefas. Disse, inclusive, que isso estava afetando o ambiente da casa, pois ela e o marido acabavam ficando tensos, e os momentos em família não eram tão bem aproveitados durante a semana. Depois de todas as mudanças e do trabalho que fez com as filhas, quero compartilhar com você uma parte do feedback dela.

É claro que ainda há muito a fazer. Preciso dar continuidade ao processo, sentir as novas necessidades e ter a sensibilidade de perceber o momento. Entretanto, o retorno já está sendo gigantesco. As professoras fizeram observações em relação às melhorias que viram em minhas filhas nas últimas três semanas e comentaram que melhorou até mesmo o interesse delas em sala de aula, bem como a entrega dos deveres pontualmente, com capricho e organização.

Em casa, o clima e a rotina estão mais leves. O vínculo mãe-filha está mais consolidado e tranquilo, o que diminuiu consideravelmente a minha necessidade de ficar cobrando ou brigando pelas tarefas não feitas ou não concluídas.

Percebo que elas estão se sentindo mais integradas à escola e aos seus afazeres. Estão tomando consciência de que os deveres e os compromissos escolares têm de ser cumpridos para que possam desfrutar do restante do dia. Os combinados deram resultado! E as competências que já se destacavam nelas, percebo que estão ainda mais evidentes.

Desde o início assumi o compromisso de me dedicar com o coração a esse processo. Não é fácil nem simples perceber que nossos filhos são o reflexo das nossas ações, das nossas limitações *e das crenças que nos limitam. É preciso nos ressignificar! Deixar para trás padrões preestabelecidos. Assumir a responsabilidade por nossas ações e educarmos a nós mesmos, primeiramente.*

Foi intenso, mas sinto gratidão por ter tido a oportunidade de participar de um projeto tão importante. Espero que faça sentido para tantos, assim como está fazendo para a minha família.

Poderia trazer aqui inúmeras situações referentes aos aspectos positivos desenvolvidos em crianças e adolescentes. Poderia trazer exemplos que demonstram autonomia, autorresponsabilidade, comprometimento, proatividade, disciplina e muito mais. Mas acredito que não exista nada mais poderoso do que mostrar para você com palavras quanto tudo o que aprendeu pode mudar a vida de seus filhos e de toda a sua família.

Isso não tem preço. Não tem preço perceber a leveza de não precisar repetir diariamente o que deve ser feito. Não tem preço poder ver os filhos crescendo, desenvolvendo-se, sentindo-se realizados, fazendo o que precisa ser feito, sabendo lidar com a frustração, tendo disciplina, sendo responsáveis, autoconfiantes e muitas vezes mais felizes! Não tem preço poder chegar em casa do trabalho e ver que tudo está caminhando como deveria. Não tem preço saber que você está desenvolvendo o melhor em seus filhos, aquilo que faz diferença positiva na vida deles hoje, amanhã e no futuro.

A primeira história que contei ilustra um dos lados mais difíceis de não desenvolver essas características nos filhos. É claro que

NÃO TEM PREÇO SABER QUE VOCÊ ESTÁ DESENVOLVENDO O MELHOR EM SEUS FILHOS, AQUILO QUE FAZ DIFERENÇA POSITIVA NA VIDA DELES HOJE, AMANHÃ E NO FUTURO.

PAIS DESNECESSÁRIOS, FILHOS INDEPENDENTES
@LINAVALLERIA

essa mãe cuidou da filha com as melhores intenções, e jamais devemos culpá-la ou julgá-la por ter feito certo ou errado. Muito pelo contrário. Quero apenas mostrar a *diferença* entre as situações, o extremo oposto de como a condução que temos hoje se reflete nos resultados de agora e amanhã. Pode ser muito positivo – ou não.

Então a pergunta que fica é: agora que você já tem consciência e já sabe quais são os dois lados, qual deles vai escolher? O presente e o futuro de seus filhos dependem das escolhas que você faz a partir destas páginas. Aliás, não apenas da escolha que você fez ao comprar este livro – que já é um passo a mais em relação a outros pais –, e sim do que fará a partir de agora.

Somos grandes facilitadores do movimento que proporciona aos nossos filhos uma vida mais realizada. Temos o poder de desenvolver as melhores características neles, bem como a autorresponsabilidade, o comprometimento, a disciplina, a proatividade, a autonomia e a autoconfiança. Mais ninguém tem esse poder. E quanto antes fizermos isso, melhor. Ao mudarmos desde cedo, proporcionaremos um ambiente completamente diferente, com gigantesco potencial de mudança bem-sucedida.

Não há mais como voltar. No Capítulo 5, você escolheu as duas características que começaria a desenvolver. Depois, pedi que aguardasse antes de começar a implementar as mudanças para que pudesse entender melhor sobre constância, monitoramento, conexão, empatia e comunicação. Agora, chegamos ao momento mais importante desta jornada, que é a implementação. Colocar a mão na massa, fazer as mudanças. É o meu convite para a ação.

Em minhas palestras e meus programas, enfatizo para os pais que não devem deixar de agir em cima daquilo que fez sentido para eles. O mesmo vale aqui. Não abra mão de colocar em prática o que aprendeu. Se não fizer nada, tudo o que viu aqui terá sido perda de tempo. Caso tenha feito sentido e mexido com você, comece. Leve para o dia a dia de modo constante e vá aos poucos implementando mudanças. Faça de acordo com o seu contexto, com a sua família e com as possibilidades que tem hoje, mas não deixe de fazer.

Crianças e adolescentes mudam muito mais rápido do que imaginamos. Então é bem provável que você veja mudanças positivas com pouco tempo de ajustes na condução. Acredite, você vai agradecer a si mesmo por tudo isso no futuro. Agradecer por ter preparado seu filho para a vida, mostrado que ele é capaz e dá conta.

E lembre-se: a busca não é pela perfeição, até porque ela não existe para ninguém. A sua busca deve ser pela consciência de que aquilo feito agora proporcionará o melhor.

Cada dia sem colocar em prática será um dia a mais fortalecendo nos filhos comportamentos que podem não ser positivos para eles. Por sua vez, cada dia com ações adequadas ao futuro desejado será um dia a mais com a certeza de que está fazendo o que é melhor para eles, conforme a ilustração a seguir.

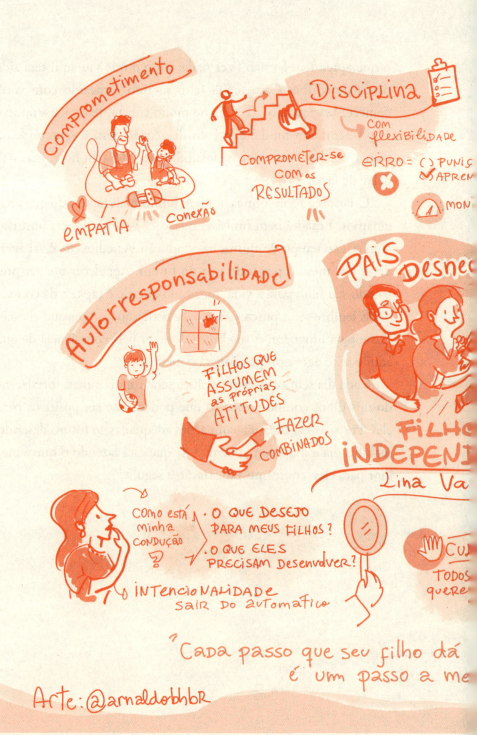

166 Pais desnecessários, filhos independentes

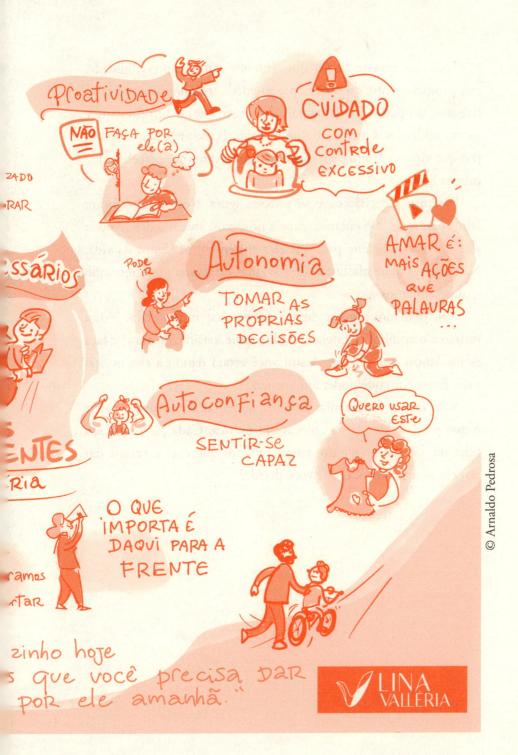

Todas as características que vimos – autorresponsabilidade, comprometimento, disciplina, proatividade, autonomia e autoconfiança – são partes fundamentais da construção de um presente e futuro melhores. Entretanto, fomos além. Pense em todas as histórias que vimos até aqui, em todos os ajustes que você percebeu que precisa fazer.

Portanto, a decisão deve ser tomada agora. Nossos filhos foram feitos para voar. No entanto, cabe a nós, pais, ajudar a desenvolver asas fortes o suficiente para que eles enfrentem os ventos da vida. Não se trata de se afastarem de nós, mas de levarem consigo tudo o que ensinamos.

Não podemos segurar demais nem soltar muito cedo. Nossa missão é o equilíbrio: esteja do lado, apoie, ensine, dê amor e faça as mudanças que propus. Assim você estará dando a eles as asas mais fortes com que poderiam sonhar.

Você tem as ferramentas para implementar as mudanças e sabe o que precisa fazer, basta colocar em prática. Cada passo que seu filho dá sozinho hoje é um passo a menos que você precisará dar por ele amanhã. E aí, o que você decide?

CADA PASSO QUE SEU FILHO DÁ SOZINHO HOJE É UM PASSO A MENOS QUE VOCÊ PRECISARÁ DAR POR ELE AMANHÃ.

PAIS DESNECESSÁRIOS, FILHOS INDEPENDENTES
@LINAVALLERIA

[10]
PAIS DESNECESSÁRIOS, FILHOS INDEPENDENTES – E REALIZADOS, COMPROMETIDOS, AUTÔNOMOS, PROATIVOS, AUTORRESPONSÁVEIS E AUTOCONFIANTES

Algumas semanas antes de escrever este capítulo, passei por um acidente de carro que mexeu muito comigo. Já estava há algum tempo pensando no que traria aqui, para o último capítulo do livro; então, como o que aconteceu trouxe reflexões importantes, quero compartilhar com você.

Era quinta-feira à tarde, e eu estava sozinha dirigindo para Teófilo Otoni, uma cidade do interior de Minas Gerais, para conduzir uma imersão. É longe de onde moro, cerca de 500 quilômetros de estrada, porém gosto muito dessa independência, de poder viajar sozinha e ir aos lugares onde preciso estar, e como hoje sou muito cautelosa, não acelero muito, dirijo sempre durante o dia e me sinto muito bem em ter essa liberdade. Essa cautela, inclusive, se dá porque sei quanto minha família é importante para mim e quanto sou importante para eles.

A mais ou menos uma hora e meia de distância da cidade, levei um susto muito grande: uma árvore caiu em cima do meu carro. Foi uma questão de segundos. Estava dirigindo e, de repente, ouvi um estrondo, e então percebi a árvore ali. Quando abri os olhos, minha primeira reação foi me mexer, para avaliar se não estava machucada. Quando percebi que estava tudo bem, vi que havia cacos de vidro espalhados, e o carro estava bem danificado.

No entanto, como estava em uma estrada completamente sem sinal, decidi seguir em frente sem olhar para trás. Assim que foi possível, liguei para pedir ajuda, depois para o meu marido e para dois grandes amigos que estavam me aguardando na cidade, Ju e Gigio, que me acolheram com muito carinho e amizade. Os próximos – e últimos – minutos de viagem foram um misto de emoções para que eu assimilasse o que havia acontecido e seguisse em frente até chegar em segurança ao lugar onde pararia o carro. Foram momentos de tensão, mas consegui manter a calma e deu tudo certo.

Depois, enquanto refletia, pensei em meus pais, agradeci a Deus pela minha vida, por nada mais grave ter acontecido, e não pude deixar de me lembrar deste projeto. A minha família é a parte mais importante da minha vida, e eu sei que a sua família também é para você. Foi por isso que você comprou o livro e por esse motivo também que decidi finalizá-lo com essa história.

Ali, enquanto agradecia por estar bem, agradeci também por ter a oportunidade de fazer o melhor pelos meus filhos e continuar minha jornada de transformação de famílias por meio das competências empreendedoras. Não consigo explicar a gratidão que senti pelo meu marido, pelos meus filhos e pela vida que tenho. Senti e sinto que sou extremamente privilegiada por tê-los. E quero que você sinta isso também.

Você é muito privilegiado ou privilegiada pela família que tem, pelos filhos que tem. Não há dúvidas de que você sempre quis dar e fazer o melhor por eles, mas agora, com *consciência*, pode escolher fazer ainda mais e com a certeza de que essas mudanças são, efetivamente, o que há de melhor. Essa possibilidade é única e urgente.

Fico feliz de poder compartilhar com você a mudança, algo que tenho toda a convicção de que fará diferença na vida de seus filhos a partir de agora e no futuro que eles encontrarão. Isso me enche de alegria, me faz ter certeza de que esse é o caminho certo. Como mãe, sinto-me extremamente realizada. Como autora, também.

Ouvi uma pessoa falando que "a maior felicidade de um pai é poder ver os filhos bem-resolvidos". Concordo, mas vou além: a maior felicidade de um pai, mãe ou responsável é ver os filhos realizados, enfrentando desafios e superando-os, precisando de nós não porque são dependentes, mas porque querem ficar ao nosso lado. E existe uma grande diferença nesse "precisar". Seu filho pode precisar de você de duas maneiras: porque é dependente, ou porque, mesmo independente, escolhe estar ao seu lado. Qual você quer? Eu tenho certeza de qual eu quero – e tenho me esforçado para construir isso.

De outro pai, quando questionado sobre o filho ser dependente dele, ouvi que era isso mesmo o que ele queria. Queria pagar o aluguel do filho, queria que ele dependesse dele nos próximos anos porque se sentia importante com aquilo. Além de absurdo, não consigo expressar quão injuriada fiquei ao pensar sobre isso. Esse pai não sabe o mal que está causando ao filho. Não sabe como está tirando possibilidades maravilhosas dele. Uma coisa é não fazer o que é melhor por *inconsciência*, outra completamente diferente é fazer por *deliberação*. Com consciência, você tem o dever de fazer diferente. Você tem escolhas e pode escolher fazer o que é melhor.

Sei que ser desnecessário em alguns momentos não é fácil. Para alguns, a dor é menor. Para outros, sei que a dor é absurda. É maior por saber que o filho está trilhando cada vez mais um caminho independente. Por saber que ele dependerá cada vez menos de você. Mas é importante perceber a diferença entre esses caminhos. E mais importante ainda é escolher trilhar o correto. Cada pequena conquista de seu filho é uma conquista sua. E cada erro que ele comete e com o qual aprende também é uma conquista sua.

Pais desnecessários, filhos independentes   **173**

CADA PEQUENA CONQUISTA DE SEU FILHO É UMA CONQUISTA SUA. E CADA ERRO QUE ELE COMETE E COM O QUAL APRENDE TAMBÉM É UMA CONQUISTA SUA.

PAIS DESNECESSÁRIOS, FILHOS INDEPENDENTES
@LINAVALLERIA

No presente e no futuro, o que você está começando a mudar significa mais realização, bem-estar, leveza e orgulho. Tanto para você (por ver que seu filho está cada vez melhor) quanto para seu filho (que sentirá orgulho de si mesmo por tudo o que está construindo). Significa também ter a sensação de felicidade de saber que está fazendo seu melhor. Tenho certeza de que você já é excelente no que faz. Mas agora é hora de ser ainda mais.

Então desejo que você seja cada dia menos necessário, e que seu filho seja cada dia mais independente. Desejo que você possa experimentar as mudanças, que tenha coragem para implementar, que não desista nos momentos em que parecer mais difícil e que possa ver, a cada novo passo, a transformação maravilhosa que acontecerá.

Desejo que você sinta orgulho dessa jornada, que você veja o sorriso no rosto de seus filhos quando eles perceberem quão capazes são, mas também que possa compreender a necessidade de apoiar, dar amor e carinho sempre. Por fim, desejo que você possa, no futuro, olhar para trás e pensar: *Eu fiz o que era melhor e deu certo!*

Chegar até aqui foi um ato de coragem. Você decidiu refletir, aprender e buscar novas formas de se conectar com seus filhos, preparando-os para uma vida mais independente, confiante e cheia de possibilidades. Mas, como a jornada não termina aqui, agora é com você. O poder da mudança está em suas mãos. Abrace-o!

Desejo uma jornada maravilhosa para você e sua família!

Este livro foi impresso
pela Edições Loyola em
papel pólen bold 70 g/m²
em maio de 2025.